Prof. Dr. Christof Kessler
Rose Marie Donhauser

ESSEN FÜR EIN LANGES LEBEN

südwest

Inhalt

Auf die Lebensweise kommt es an

Jeder Mensch wünscht sich ein langes Leben. Es mag Zeitgenossen geben, die das anders sehen, aber wir behaupten: Solange wir daran glauben, dass das Leben schön ist, wollen wir es auch erhalten. Und mit diesem Buch möchten wir eine Hilfestellung bieten, wie das gelingen kann.

Bei der Umsetzung des Vorsatzes, ein langes, erfülltes, lebendiges Leben zu führen, sind wir von den Genen unserer Ahnen gar nicht so abhängig, wie wir vielleicht glauben. Dass die Eltern oder Großeltern ein hohes Alter erreicht haben, ist bei Weitem noch keine Garantie für die eigene Langlebigkeit. Umgekehrt muss der Spross einer Familie, in der sich Todesfälle durch Herzinfarkt häuften, nicht zwangsläufig selbst einen erleiden.

Entscheidend dafür, ob uns ein langes Leben vergönnt ist oder wir bereits früh sterben, ist vor allem eines: unsere Lebensweise, und hier zuallererst die Ernährung. Sie ist der wichtigste Lifestylefaktor, neben regelmäßiger Bewegung, der Abstinenz von Nikotin, moderatem Alkoholkonsum und einem zufriedenstellenden sozialen Leben mit möglichst wenig Stress. Mit dem Projekt »Länger leben« sollten Sie sofort beginnen. Das Argument, man habe noch nie richtig gesund gelebt, zählt nicht. Egal wie alt man ist, es lohnt sich immer, die Lebensweise zu ändern.

Das Leben selbst zehrt an uns

Tatsache ist: Wenn wir älter werden, verändert sich unser Körper. Viele Systeme werden herunterreguliert, wesentliche Faktoren wie Lebensfreude, Sexualität, Konzentrationsfähigkeit und körperliche Fitness sind nicht mehr so selbstverständlich wie früher, sondern müssen erarbeitet werden.

Jeder, der seinen 55. Geburtstag hinter sich hat, spürt die täglichen körperlichen und geistigen Einschränkungen, die von Jahr zu Jahr größer werden, wenn man nicht rechtzeitig gegensteuert. Die Gelenke werden steifer, die Sehnen kürzer, von der Lunge aus gelangt bei Anstrengung weniger Sauerstoff ins Blut, es werden weniger Hormone gebildet und das Gedächtnis lässt nach. Die Muskeln werden schwächer und weniger elastisch, trotz regelmäßigen Trainings im Fitnessstudio, denn sie werden durch eine Umstellung des genetischen Codes dazu gebracht, sich gewissermaßen selbst auszuknipsen – ein Vorgang, den man Apoptose nennt.

Über dieses Buch

Das Buch, das Sie in Händen halten, ist in zwei große Teile gegliedert. Im ersten Teil von Christof Kessler finden Sie das Hintergrundwissen, das Sie für ein längeres und gesünderes Leben brauchen. Im zweiten Teil folgen zahlreiche Rezepte, entwickelt und geschrieben von Rose Marie Donhauser, die das gesündere und längere Leben dann auch entsprechend schmackhaft machen. Jedes Rezept stellt durch einen farbigen Button mit schlagwortartigen Grundinformationen den Bezug zum Text im ersten Teil her. Beachten Sie bitte: Wenn auf dem Button »Vitamin C« steht, stecken im Gericht natürlich auch viele andere wichtige Bestandteile.

Zum Theorieteil sei gesagt, dass Sie nach der Lektüre dieses Buchs zwar nicht Ihr Diplom als Biochemiker mit dem Spezialgebiet Altersforschung machen sollen, einige zentrale Tatsachen über chemische Vorgänge im Körper aber trotzdem wissen müssen. So verstehen Sie einfach leichter, warum es grundsätzlich besser ist, beim Fernsehen an einer Paprikaschote zu knabbern, statt in die Chipstüte zu greifen, was es mit den Segnungen des Intervallfastens auf sich hat und warum ein oder zwei Gläser Rotwein am Tag gar nicht so schlecht sind.

Altwerden in Deutschland

Die Lebenserwartung der Deutschen steigt, und zwar ständig. Aktuelle Hochrechnungen besagen, dass in Deutschland im Jahr 2020 Männer 79,1 Jahre und Frauen gar 84,1 Jahre alt wurden. Das bedeutet, dass Frauen durchschnittlich fünf Jahre älter werden als Männer. Viele Männer finden das erst einmal ungerecht, aber man muss auch nach den Gründen fragen.

Zunächst gibt es genetische Faktoren. Das doppelte Vorhandensein des X-Chromosoms bei Frauen scheint mit einer höheren Widerstandsfähigkeit gegenüber Krankheiten verbunden zu sein. Männer sind anfälliger für Herzinfarkt oder Schlaganfall und erkranken auch häufiger an Lungenkrebs. Aber auch die Lebensführung spielt eine Rolle. Männer erleiden wesentlich öfter Verkehrsunfälle als Frauen und betreiben mindestens viermal so oft Nikotin- und Alkoholmissbrauch.

Ferner verüben Männer wesentlich häufiger Selbstmord als Frauen, was erstaunen mag, wird dem weiblichen Geschlecht doch eine größere Sensibilität nachgesagt. Offenbar sind Frauen aber auch stressresistenter. Als ein weiterer lebensverlängernder Faktor wurden regelmäßigere Arztbesuche von Frauen identifiziert – wann geht ein Mann schon mal zum Arzt –, was andererseits belegt, dass Ärzte einen Beitrag zur Lebensverlängerung in der Bevölkerung leisten.

Unabhängig vom Geschlecht gilt jedoch: Der Mensch wird im Alter anfälliger für Krankheiten. Herzinfarkt oder Schlaganfall können jeden aus heiterem Himmel treffen. Schleichende und chronische Erkrankungen können sich in unsere Körper fressen und das Leben dramatisch verändern, die Demenz beispielsweise oder auch Knochen- sowie Gelenkerkrankungen.

In vielen Fällen kommt es zu einem Verlust an Selbstständigkeit und Alltagskompetenz. Im Jahr 2018 waren in Deutschland 3,5 Millionen Menschen pflegebedürftig. Die häufigsten typischen Alterserkrankungen, die zur Pflegebedürftigkeit führten, waren Demenz, Harn- und Stuhlinkontinenz, Schlaganfall, Parkinson und Arthrose. Was aber hat man von einem langen Leben, wenn man krank ist und in einem Pflegeheim im Bett vor sich hinsiecht?

Die Gesundheitsspanne verlängern

Um es ganz klar zu sagen: Entscheidend ist nicht die Länge des Lebens an sich, entscheidend ist die Zeit, in der wir gesund und fit und nicht pflegebedürftig ans Bett gefesselt und auf die Hilfe anderer Menschen angewiesen sind. Die Wissenschaft unterscheidet drei Phasen in unserem Leben: die Gesundheitsspanne (sie soll möglichst lang sein), die Krankheitsspanne (die Zeit zwischen absoluter Fitness und den gesundheitlichen Einschränkungen des alten Menschen mit verminderter Lebensqualität) und schließlich der Tod. Ziel eines bewussten Lebens sollte es sein, die Gesundheitsspanne möglichst auszudehnen, die Krankheitsspanne so kurz wie möglich zu halten und das Ableben so lange es geht hinauszuzögern. Wenn wir mit diesem Buch zum Erreichen dieser drei Ziele einen kleinen Beitrag leisten können, sind wir sehr zufrieden.

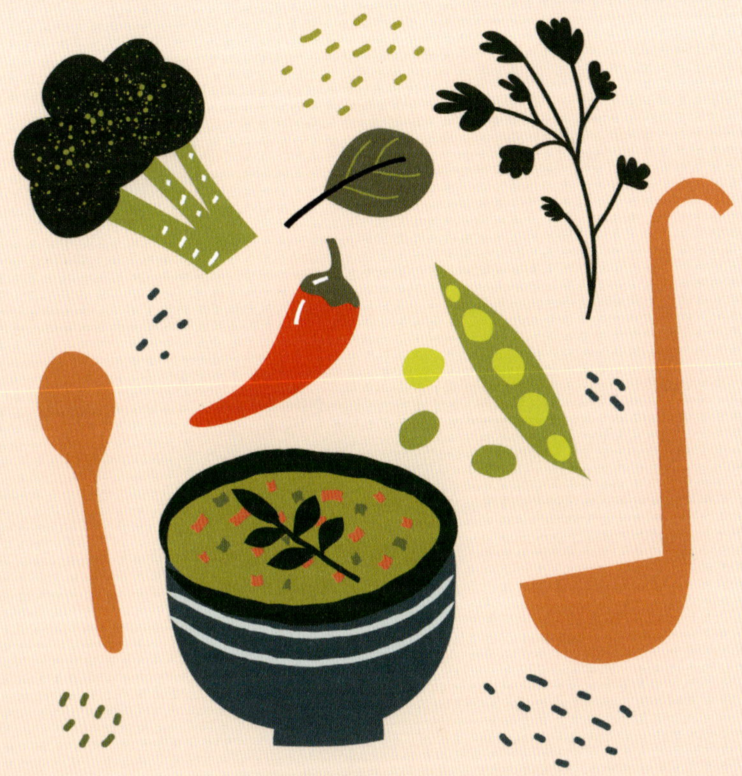

Teil I

Essen Sie sich jung

Es gibt wohl kaum jemanden, der sich kein langes Leben wünscht und der nicht bis ins hohe Alter hinein gesund und fit sein möchte. Dass dieser Wunsch auch in Erfüllung geht, haben wir zu einem nicht unerheblichen Teil selbst in der Hand, denn es sind vor allem unsere Lebensumstände, die uns gesund alt werden lassen. Und die größte Rolle dabei spielt das, was wir unserem Körper täglich zuführen, mit anderen Worten: unsere Ernährung.

Warum altern wir?

Die Frage, warum wir überhaupt altern, ist die zentrale Frage jenes Wissenschaftsgebiets, das sich mit dem Älterwerden beschäftigt: der Altersforschung. Beginnen wir mit einem Vergleich: Genauso, wie bei einem Pkw mit 250 000 Kilometern auf dem Buckel der Anlasser streikt und die Sitzheizung ausfällt, so verschleißen auch beim Menschen mit der Zeit die Bauteile. Der Zahn der Zeit nagt an uns.

Das menschliche Herz schlägt im Laufe eines Lebens von 75 Jahren etwa drei Milliarden Mal. Bei jedem Herzschlag pumpt es Blut durch die Schlagadern ins Gehirn und den Rest des Körpers. Welche Regenwasserpumpe, die Sie im Baumarkt kaufen können, schafft Vergleichbares? Doch mit der Zeit belastet das ständige Pulsieren die Arterienwände, die an ihrer Oberfläche abgenutzt werden, sodass sich Fettpartikel, Entzündungszellen und schließlich auch Kalk festsetzen. Diese Ablagerungen, die übrigens auch im ganz normalen Rohrsystem eines Hauses vorkommen, führen zu Durchblutungsstörungen im Herzmuskel und im Gehirn und damit in der Folge womöglich zu Herzinfarkt und Schlaganfall.

Ähnliches gilt für die Gelenke: In einem durchschnittlichen Leben legt ein Mensch ohne Gehbehinderung rund 170 000 Kilometer zurück, er läuft also am Äquator entlang etwa viermal um die Erde. Die Knie-, Hüft- und Fußgelenke, aber auch die Wirbelsäule müssen da ganz schön stabil sein. Und mit jedem Kilo Übergewicht nimmt die Belastung der Gelenke zu. Der Verschleiß dringt bis ins Kleinste vor, jede einzelne Körperzelle ist betroffen – und das kann bei Nervenzellen im schlimmsten Fall zur Demenz führen.

Zusätzlich werden die Körperzellen durch verschiedene äußere Stressfaktoren chronisch geschädigt. UV-Sonnenstrahlung, Hitze, Kälte und Nikotindunst erzeugen Defekte am Erbmaterial, die von speziellen Wartungsenzymen unermüdlich repariert werden müssen. Bei einem alten Menschen funktioniert der Reparaturvorgang nicht mehr so gut, und die Zellen können immer schlechter mit Stress umgehen. Irgendwann sind die Zellen so erschöpft, dass sie sich nicht mehr teilen und aufhören, sich zu reproduzieren.

Zudem wissen wir, dass der Organismus älterer Menschen in besonderer Weise durch schädliche Stoffwechselprodukte belastet wird. Freie Radikale zerstören die Zellen und schädigen die Chromosomen. Gegen diese Zerstörung helfen Antioxidantien, die wir mit unserer Nahrung täglich aufnehmen müssen: gute Öle, Vollkornprodukte sowie Vitamine, Vitamine und nochmals Vitamine.

Mein Vater ist 84 Jahre alt geworden. Er war geistig immer fit und zeigte großes Interesse an Politik und an den Dingen in seiner Umgebung. Im letzten Lebensjahr jedoch wurde er immer weniger, er verschwand förmlich; seine Muskulatur nahm ab, er wirkte kleiner und kraftlos. Wenn ich ihn in den Arm nahm, spürte ich kaum noch Körperkraft, nur noch erschlaffte Muskeln und Knochen. Ich habe ihn oft besucht. Da er nicht gern kochte, bekam er »Essen auf Rädern« nach Hause gebracht. Wenn er mich erwartete, bestellte er eine zusätzliche Portion für mich. Diese Menüs bestanden aus einem kleinen Klecks Kartoffelbrei, einer Portion Erbsen und einem Stück Fleisch, meist Schweinebraten oder Kassler. Leider ist das in vielen Krankenhäusern und Heimen immer noch die Standardverpflegung. Im Nachhinein kann ich mir vorstellen, dass sein körperlicher Verfall auch mit dieser Ernährung zu tun hatte: kaum Gemüse, keine Salate, schlechtes Fett. Anders gesagt: zu wenig Vitamine, Ballaststoffe und gesunde Fette.

Warum altern wir unterschiedlich?

Wie bereits erwähnt bestimmt der individuelle Lebensstil und nicht die Vererbung, wie schnell ein Mensch altert und wie lange er lebt. Unsere Gene spielen dabei nur zu maximal 20 bis 30 Prozent eine Rolle. Eine gesunde Ernährung, ausreichend Schlaf, regelmäßige körperliche Bewegung und weitgehender Verzicht auf Alkohol und Zigaretten – darauf kommt es an.

Auch ein stimmiges soziales Umfeld, freundschaftliche Kontakte und eine gute Partnerschaft gehören dazu. So absurd es klingt: Menschen, die sich ständig mit ihrem Partner streiten, altern schneller. Auch Menschen, die aus Kriegsgebieten kommen und traumatische Erfahrungen gemacht haben, pflegende Angehörende von Demenzpatienten oder von kognitiv behinderten Kindern sowie schwer depressive Menschen werden schneller alt.

Was ist die Ursache dafür? Wenn die Last des Lebens erdrückend ist, erleben wir Stress und wenig positive Motivation. Anders gesagt: Dann haben wir wenig Lust, Sport zu treiben, gesund zu essen oder uns mit Freunden zu einem schönen Abend zusammenzusetzen. Diese negative Lebenseinstellung spielt vor allem auf der zellulären Ebene eine wichtige Rolle. Denn unser Verhalten, die Art, wie wir uns um unseren Körper kümmern, und ob wir in der Lage sind, ein reiches soziales Leben zu führen, macht sich bis in die Zellstruktur hinein bemerkbar.

In den folgenden Kapiteln werden wir sehen, dass ein gesunder Lebensstil mit Bewegung und der richtigen Ernährung unsere Körperzellen vor dem Altwerden schützt – auch in Zeiten persönlicher und globaler Krisen. Der Tod eines nahen Menschen, eine Trennung oder die Einschränkungen durch die Covid-19-Pandemie führen zu Einsamkeit, Depressionen und schädlichem Stress. Dem müssen wir eine positive Lebenseinstellung entgegensetzen und uns nicht mit Fertiggerichten vollstopfen oder Sorgen in Alkohol ertränken.

Molekulare Altersforschung – die Sache mit den Telomeren

Der Mensch besteht aus 30 Billionen Körperzellen (das ist eine Drei mit 13 Nullen) – kaum zu glauben, wie harmonisch diese riesige Zellansammlung zusammenarbeitet. Einen wichtigen Bestandteil der Zelle, den Zellkern, kann man bereits mit einem einfachen Schülermikroskop erkennen. Im Zellkern befinden sich die Chromosomen; sie bestehen im Wesentlichen aus dem Träger der Erbinformation, der DNA, in der genannte Erbinformation mit einem speziellen Code gespeichert ist. Sie bestimmen die Farbe der Augen, ob wir Sommersprossen haben oder nicht, die Körpergröße und das Geschlecht. Die Körperzellen sind in einem stetigen Teilungsprozess begriffen; dabei sterben viele Körperzellen kurz nach der Teilung, das Alte wird durch das Neue ersetzt.

Beim Menschen sterben pro Tag etwa 50 Milliarden Körperzellen. Weiße Blutkörperchen, zermürbt vom ständigen Kampf gegen Bakterien und Viren, werden alle paar Stunden ersetzt, Hautzellen alle paar Wochen. Andere Zellen aber, z. B. die Hirnzellen oder die Zellen des Herzmuskels, sind so hochspezialisiert, dass sie fast ein ganzes Leben lang erhalten bleiben und höchstens bei lokalen Störungen durch wandlungsfähige Stammzellen repariert werden.

Somit sind die stetige Teilung und die Erneuerung der Körperzellen ein Hauptmerkmal des Lebens. Bei der Teilung der Zellen wird die Erbinformation der Chromosomen verdoppelt, sodass exakt die gleiche Erbinformation jeweils in den beiden neuen Zellen vorhanden ist.

Und nun kommt der Trick: Damit die Chromosomen durch die ewige Spalterei am Rand nicht ausfransen, setzt dieser Vorgang nicht direkt am Anfang des Chromosoms an, son-

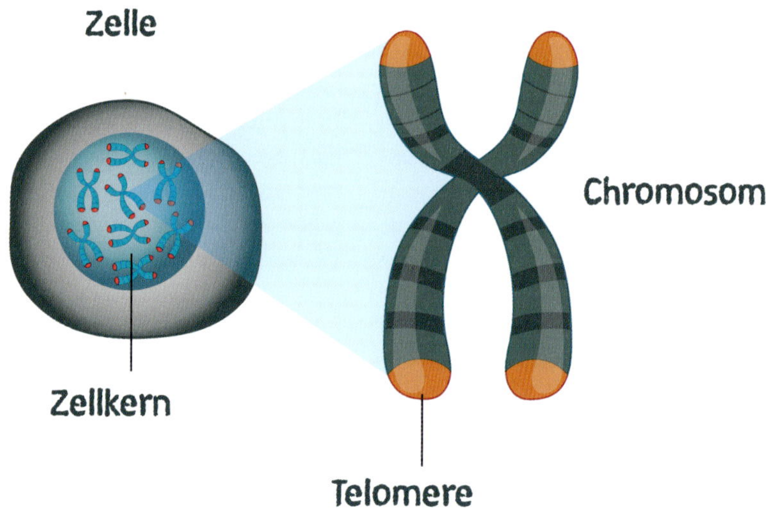

dern etwas davon entfernt. Die Chromosomen haben an ihren Enden kleine Kappen, vergleichbar mit den Kappen eines Schnürsenkels. Diese Kappen werden Telomere genannt.

Bei jeder Zellteilung werden die Telomere etwas kürzer. Wenn sie im Zuge unzähliger Teilungen eine kritische Länge unterschritten haben, kann sich die Zelle nicht mehr teilen und stirbt, sie hat also ihre maximale Lebensspanne erreicht. Dieser Vorgang des Erlöschens einer Zelle ohne Entzündung, Sauerstoffmangel oder Vergiftung wird Apoptose genannt und beschreibt den Zelltod, der in jede Körperzelle einprogrammiert ist.

Lange Telomere bedeuten ein langes Leben

Die Ergebnisse verschiedener wissenschaftlicher Studien legen den Schluss nahe, dass die Länge der Telomere mit der Lebenserwartung der Zellen und damit auch der des Menschen korreliert. Bei sehr kurzen Telomeren stirbt der Mensch früher und hat in der zweiten Lebenshälfte bedeutend mehr Krankheiten zu bewältigen als Menschen mit Telomeren, die noch nicht so stark verkürzt sind.

Als wichtiger Bestandteil der Erbsubstanz erstmals erkannt und beschrieben wurden die Telomere von der Professorin Elizabeth Blackburn von der University of California. Sie untersuchte winzige einzellige Wimpertierchen, die in großen Mengen in suppigen Tümpeln vorkommen und über sehr kurze Chromosomen mit langen Telomer-Kappen verfügen. »Meine Forschung hat ihren Ursprung in der Entengrütze«, sollte sie später bei einem Vortrag den Zuhörern anvertrauen.

Die Länge der Telomere und das damit verbundene Absterben des Organismus ist jedoch kein Schicksal, das man wehrlos hinnehmen muss. Elizabeth Blackburn und ihr Team entdeckten, dass der Körper über Mittel und Wege verfügt, Telomere in ihrer Länge stabil zu halten und sogar zu verlängern.

Dies bringt ein spezielles Enzym in den Zellen, die Telomerase, zustande. Besonders aktiv ist die Telomerase in jenen Körperzellen, die sich ständig und rasch immer wieder teilen: in den Knochenmarkzellen beispielsweise, aus denen die weißen und roten Blutkörperchen entstehen, oder in den Keimzellen, den Spermien und Eizellen also, die sich ebenfalls ständig teilen müssen. Leider besitzen auch Krebszellen eine hohe Konzentration an Telomerase, sodass sie in der Lage sind, sich unendlich oft zu teilen.

2009 erhielt Elizabeth Blackburn gemeinsam mit ihrer Kollegin und ehemaligen Doktorandin Carol Greider sowie gemeinsam mit dem Molekularbiologen Jack Szostak für ihre Forschung den Nobelpreis für Medizin.

In ihrem lesenswerten Buch *Die Entschlüsselung des Alterns* schildert Elizabeth Blackburn folgende Begebenheit: Zwei Freundinnen sitzen in einem Café und erörtern das Thema des Älterwerdens. Beide sind gleich alt, trotzdem sieht die eine deutlich älter aus als die andere. Sie wirkt abgespannt, bewegt sich langsamer, ganz so, als hätte sie Schmerzen. Im Gegensatz hierzu sprüht ihre Freundin vor Energie, hat eine glatte Haut und unternehmungslustig leuchtende Augen.

Elizabeth Blackburn fragt sich, was der Unterschied zwischen den beiden Frauen ist, und kommt zu dem Schluss, dass es nicht nur Vererbung sein kann, das, was man landläufig als »gute Gene« bezeichnet. Die Lebensumstände sind es offensichtlich auch nicht, denn beide rauchen nicht, beide sind alleinerziehend und beide haben eine anspruchsvolle Arbeit. Des

Rätsels Lösung ist laut Elizabeth Blackburn der Telomer-Effekt. Sowohl die Länge der Telomere als auch die Schnelligkeit, mit der sie sich verkürzen, werden von unserem Verhalten bestimmt, etwa von der Art und Weise, wie wir mit Stress umgehen, und ob wir ein geselliges Leben führen oder eher isoliert sind. Unser persönlicher Lebensstil und unsere Einstellung zum Leben, einschließlich Ernährung und regelmäßigem Sport, können eine rasante Zellalterung verhindern und dafür Sorge tragen, dass nicht nur unsere Lebensspanne verlängert wird, sondern auch die Zeit, in der wir gesund und fit sind.

Insgesamt ist psychischer Stress ein wichtiger Faktor, der unser Leben verkürzt und auch die Krankheitsspanne verlängert. Aber auch soziale Stressfaktoren wie Einsamkeit und traumatische Erlebnisse verkürzen die Telomere. Die Telomer-Forschung hat bestürzende Ergebnisse über die Interaktion von Umwelt und biochemischen Vorgängen hervorgebracht. So hat die US-amerikanische Forscherin Mijung Park in einer Untersuchung von Menschen, die an Depressionen und Angstzuständen litten und in sogenannten problematischen Wohngebieten lebten, herausgefunden, dass ständige Angst vor Kriminalität im persönlichen Wohnumfeld und eine starke Präsenz von körperlicher Gewalt mit einer biochemisch nachweisbaren Verkürzung der Telomere verbunden sind.

Essen Sie sich Ihre Telomere lang

In den letzten Jahren ist der Zusammenhang zwischen der Ernährung und der Länge von Telomeren ausführlich untersucht worden, zumeist mithilfe epidemiologischer Studien. In einer groß angelegten Untersuchung US-amerikanischer Krankenschwestern wurde regelmäßig ein Fragebogen über deren Essgewohnheiten ausgewertet. Diejenigen, die sich nach dem Muster der mediterranen Kost ernährten, also wenig Fleisch und Wurst, regelmäßig Fisch, viel Obst und Gemüse sowie Olivenöl und Nüsse zu sich nahmen, hatten tatsächlich längere Telomere im Vergleich zu Krankenschwestern, die gern Wurst und Fast Food konsumierten. Elizabeth Blackburn schreibt: »Telomere hassen industriell verarbeitete Fleischprodukte wie etwa Würstchen, während frische, gesunde Nahrungsmittel gut für sie sind.«

Lebensstil und Essgewohnheiten wirken sich demnach unmittelbar auf die Struktur unseres Erbmaterials aus. Als Erklärung, warum sich die mediterrane Ernährung so günstig auf die Telomere auswirkt, werden zwei Mechanismen vermutet.

Zum einen hat die Omega-3-Fettsäure, eine ungesättigte Fettsäure, einen positiven Einfluss auf die Telomere. Bei Menschen mit einem niedrigen Omega-3-Fettsäure-Spiegel im Blut und ungünstigen Ernährungsgewohnheiten verkürzen sich die Telomere im Laufe der Jahre viel schneller als bei Menschen mit messbar hohen Blutspiegeln an ungesättigten Fettsäuren. Der genaue Mechanismus ist noch unklar, jedoch begünstigt die Omega-3-Fettsäure die lebensverlängernde Telomerase.

Zum anderen wirkt die Omega-3-Fettsäure entzündungshemmend. Und das tut den Telomeren gut. Denn sie reagieren äußerst empfindlich auf freie Radikale. Vitamin C und andere Vitamine sind ebenfalls sehr fähige Radikalfänger und beschützen die Telomere. Eine mediterrane Kost besteht aus Obst und Gemüse, und das strotzt bekanntlich vor Vitaminen und Antioxidantien.

Was sind freie Radikale?

Bereits 1956 hat der kalifornische Wissenschaftler Denham Harman einen Artikel mit dem Titel »Die Theorie der freien Radikale und das Altern« publiziert, er gilt als Entdecker der molekularen Schädlinge. Freie Radikale sind Abfallprodukte auseinanderfallender Moleküle. Sie schaden den funktionierenden Körperzellen und müssen vom Organismus in Schach gehalten werden.

Körperzellen bestehen aus Atomen. Die Atomkerne werden von Elektronen umkreist, genau so, wie sich Planeten um die Sonne bewegen. Bei Störungen, etwa durch falsche Ernährung, Umweltgifte, Zigarettenrauch oder zu starke Sonneneinstrahlung, zerfallen die Moleküle, und es entstehen Bruchstücke, denen Elektronen fehlen. Diese Bruchstücke versuchen, anderen Molekülen Elektronen zu entreißen, um wieder vollständig zu werden. Damit schädigen sie gesunde Zellen und auch das Erbgut. Diese freien Radikale sind mitverantwortlich für die Entstehung von Krebs und Arterienverkalkung, aber auch für ein vorzeitiges Nachlassen der Hirnfunktionen und für Depressionen.

Doch es gibt auch die Good Guys: Vitamin C und andere Antioxidantien bewachen die Zellen und fangen freie Radikale weg. Sie geben in dem Augenblick, in dem sich die freien Radikale eines Elektrons bemächtigen wollen, diesen freiwillig eines ihrer Elektronen ab, neutralisieren sie und verhindern damit eine Schädigung der Zelle. Deshalb ist eine antioxidative Ernährung mit vielen Vitaminen so wichtig.

Magnesium ist gut für die Telomere, zu viel Eisen schlecht

Es ist erwiesen, dass ein chronischer Magnesiummangel zu einer Verkürzung der Lebensspanne führt. Das Gleiche gilt für den Zinkmangel, denn beide Elemente sind als Katalysatoren wichtig für die Funktion der Telomerase. Zudem wirkt sich zu viel Eisen nachteilig auf die Länge der Telomere aus; es verkürzt also ebenfalls die Lebenszeit, da es Entzündungsvorgänge fördert.

Alkoholgenuss hat in maßvollen Mengen keinen wesentlichen Einfluss auf die Länge der Telomere, sie werden bei maßvollem Konsum weder kürzer noch länger. Doch Vorsicht: Übermäßiger Alkoholkonsum führt zu Alkoholfolgekrankheiten wie Leberzirrhose & Co., die das Leben drastisch verkürzen können – daran kann auch die schönste Telomerase nichts ändern.

Wer sich gesund und antioxidantienreich ernährt, also viel Obst, vor allem Beeren, und Gemüse sowie Nahrungsmittel zu sich nimmt, die reich an ungesättigten Omega-3-Fettsäuren sind (Olivenöl, Fisch, Nüsse, Leinsamen), tut seinen Telomeren viel Gutes und wirkt ihrer Verkürzung entgegen. Ein übermäßiger Fleischkonsum sowie bearbeitete und gepökelte Fleischprodukte, gesüßte Getränke und raffinierter Zucker hingegen sorgen dafür, dass die Telomere schneller an Länge abnehmen. Und dies wiederum verkürzt unser Leben und verlängert die Krankheitsspanne in den letzten Lebensabschnitten.

Länger leben durch Fasten?

In einem Buch, in dem es um köstliche Gerichte und Drinks geht, die zu einem langen Leben beitragen, mag es seltsam anmuten, zugleich über Einschränkungen der Nahrungsaufnahme als Möglichkeit der Lebensverlängerung zu sprechen. Doch eines ist erwiesen: Das tägliche Überangebot an Kalorien ist nicht gut für unseren Organismus. Übergewicht nutzt die Gelenke ab und belastet das Herz-Kreislauf-System sowie den Stoffwechsel.

Im Tierversuch ist es eine eindeutige Sache: Labormäuse, die auf Diät gesetzt werden und 30 bis 40 Prozent weniger Kalorien täglich bekommen, wachsen zwar nicht so schnell, leben dafür aber wesentlich länger als normal gefütterte Tiere. Was ist die Ursache? Es werden unterschiedliche Mechanismen vermutet: weniger oxidativer Stress, Reduktion des Stoffwechsels, positiver Einfluss auf das vegetative Nervensystem.

Beim Menschen ist es nicht einfach, ein vergleichbares Experiment durchzuführen. Über einen längeren Zeitraum ein Drittel weniger zu essen halten die Wenigsten durch. Fest steht, dass Herzkrankheiten, Diabetes und Schlaganfall seltener auftreten, wenn man bewusst auf die Kalorienbremse tritt.

Dennoch lässt sich nicht sagen, ob Kalorienrestriktion generell das Leben verlängert. Viel scheint von der Menge sowie der Art und Weise des Verzichts abzuhängen. Eines ist sicher: Extremes Hungern ist schlecht für den Körper. In dem groß angelegten »Minnesota Hunger Experiment« nahmen die Mitglieder der Calorie Restriction Society in den USA über einen längeren Zeitraum hinweg weniger als 30 Prozent ihres normalen Kalorienbedarfs zu sich. Nach sechs Monaten zeigten sich eine relevante Blutarmut, Ödeme und Muskelschwund als Folge des Hungerns. Hinzu kommen die psychologischen Folgen einer induzierten Unterernährung mit häufig beobachteten neurotischen Störungen wie Anorexie und Bulimie.

Auch scheint Untergewicht nicht zu einem längeren Leben beizutragen. In einer wissenschaftlichen Auswertung von Todesursachen in Deutschland wurden die Angaben einer Gesundheitsbefragung mit der Todesursachenstatistik im Sterberegister kombiniert. Es ergab sich ein deutliches Sterberisiko sowohl bei Untergewichtigen als auch bei Übergewichtigen mit einem Body-Mass-Index (BMI) über 30. Bei leicht Übergewichtigen, mit einem BMI zwischen 25 und 30, bestand kein erhöhtes Sterberisiko. Die geringste

Sterblichkeit hatten Normalgewichtige und leicht Übergewichtige. Folgt man diesen Daten, ist es nicht empfehlenswert, sich zu dünn zu hungern, auf jeden Fall verlängert dies nicht das Leben.

Der Altersforscher David Sinclair bemerkt hierzu lakonisch: »Wenn die Kalorienminderung dich auch nicht länger leben lässt, so sorgt sie wenigstens dafür, dass sich das Leben länger anfühlt.« Diese zugegebenermaßen recht lax formulierte Aussage gilt ausdrücklich nur für Menschen, die es mit dem Hungern geradezu krankhaft übertreiben. Prinzipiell wirkt sich eine Essbremse positiv auf unseren Körper aus und verlängert unsere Lebenserwartung.

Auf die sanfte Tour: Intervallfasten

Der Vorteil einer generellen und kontinuierlichen Einschränkung der Nahrungsmittelaufnahme ist wissenschaftlich also nicht erwiesen. Darüber hinaus macht ein ständiges Hungergefühl auch keinen Spaß – Essen hat schließlich noch immer etwas mit Lust und Genuss zu tun.

Trotzdem dankt es Ihnen der Körper, wenn Sie ihm ab und zu eine Auszeit gönnen – dieser Zustand wird auch Intervallfasten oder intermittierendes Fasten genannt. Diese Form von eingeschränkter Nahrungsaufnahme ist zurzeit im wahrsten Sinne des Wortes in aller Munde und wird viel diskutiert. Beim Intervallfasten kann man von den Vorteilen des Fastens profitieren, ohne den Spaß am Essen oder die Lebensfreude zu verlieren.

16/8 und 5:2

Bei der Ernährungsform des Intervallfastens wird in einem bestimmten Rhythmus zwischen normaler Nahrungsaufnahme und Fasten gewechselt. Es gibt unterschiedliche Methoden. Man kann die Nahrungszufuhr auf bestimmte Stunden des Tages beschränken, indem eine Mahlzeit weggelassen wird. Besonders leicht fällt die 16/8-Variante, bei der man zwei Mahlzeiten innerhalb von acht Stunden zu sich nimmt und in den übrigen 16 Stunden nichts isst. Üblicherweise wird dann auch geschlafen, und der nächtliche Gang zum Kühlschrank oder das Knabbern von Chips und Crackern vor dem Fernseher müssen entfallen.

Eine andere Methode des intermittierenden Fastens ist die 5:2-Diät. Bei dieser Variante wird an fünf Tagen normal gegessen, und an zwei Tagen in der Woche ist Schmalhans der Küchenmeister. Die Nahrungszufuhr beschränkt sich dann auf 500 Kilokalorien pro Tag in Form von Gemüsesuppen und leichten Snacks. Der englische Journalist Michael Mosley hat diese Methode ausführlich beschrieben und wurde durch sie nach seinen Angaben von einem Typ-2-Diabetes geheilt. Die lebensverlängernde und gesundheitsfördernde Wirkung des intermittierenden Fastens ist wissenschaftlich belegt. In verschiedenen Tierversuchen führte die Futterreduktion um die Hälfte tatsächlich zu einer messbaren Verlängerung der Lebensspanne um mehr als 50 Prozent – auch dann, wenn man mit der schmalen Essensration erst im mittleren Lebensalter beginnt. Dabei hat das intermittierende Fasten auf unseren Körper genau den gleichen Effekt wie die konsequente Einschränkung der Kalorienmenge. Das Gewicht normalisiert sich, und Herz sowie Kreislauf funktionieren besser. Es gibt Hinweise darauf, dass durch das intermittierende Fasten auch das Risiko, an Krebs zu erkranken, gesenkt und der zur Demenz führende altersbedingte Hirnabbau gestoppt wird.

Wieso ist Intervallfasten gut für den Körper?

Vereinfacht gesagt fördert das Intervallfasten die Balance zwischen Beschädigungen und Reparaturvorgängen in unseren Körperzellen. Unsere Zellen sind ständigem Stress ausgesetzt – durch freie Radikale, durch UV-Strahlung, durch Giftstoffe in der Umwelt oder auch schlicht durch Temperaturunterschiede in der Umgebung. Ständig brechen Teile der DNA auseinander und wichtige Zellbestandteile werden beschädigt.

Zum Glück besitzen wir ein körpereigenes Reparatursystem, das die Schäden wieder rückgängig machen kann. Dieses Reparatursystem wird durch das Fasten, sei es in Form einer permanenten Nahrungseinschränkung oder durch das intermittierende Fasten, gestärkt, sodass es seine Arbeit in unserem Körper besser verrichten kann.

Heilfasten und der Prozess der Autophagie

Was geschieht in unserem Organismus, während wir fasten? Im Jahr 2016 bekam der Japaner Yoshinori Osumi den Medizin-Nobelpreis für die Entdeckung der Autophagie, das »Recyclingsystem« unseres Körpers. Fehlerhafte, nicht mehr benötigte Zellbestandteile werden durch die Autophagie abgebaut und dienen als Brennstoff zur Energiegewinnung. Das Fasten verstärkt diesen Prozess. Das ist wie bei der Müllabfuhr: Der Abfall wird abtransportiert, damit die Umgebung wieder besser funktionieren kann, und durch das Verbrennen des Mülls wird zusätzlich Energie gewonnen.

Zu einer starken Autophagie kommt es während einer Hungerperiode von mindestens zwei Tagen, also beim klassischen Heilfasten. Es ist aber auch erwiesen, dass schon nach 14 Stunden Nahrungskarenz, wie beim Intervallfasten, eine Entschlackung mittels Autophagie einsetzt.

Es gibt Lebensmittel, die Autophagieprozesse begünstigen, dazu gehören beispielsweise Pilze, Soja und Weizenkeime. Sie enthalten das Polyamin Spermidin, das Stoffwechselvorgänge wie beim Fasten nachahmt. Wenn wir älter werden, lässt die Autophagieaktivität nach. Dieser Umstand ist für die Entstehung von Krebserkrankungen und Demenz mit verantwortlich.

Wir fassen zusammen: Heilfasten in einem kontrollierten Rahmen unterstützt die Reinigungskräfte in unserem Körper mittels Autophagie. Viele Menschen wissen das schon sehr lange, sie fühlen sich nach jeder Fastenperiode frischer, entschlackter und energiegeladener. Jetzt ist dieser Effekt auch wissenschaftlich bewiesen.

Die Rolle der Hormone beim Älterwerden

Hormone sind maßgeblich an der Entwicklung unseres Körpers beteiligt und spielen auch eine wichtige Rolle beim Altern. Sie sind ebenfalls wichtig, wenn wir die Frage beantworten wollen, wie wir durch Ernährung unseren Körper länger jung und fit erhalten können.

Hormone werden von hochspezialisierten Zellen an unterschiedlichen Stellen im Körper gebildet, etwa in der Hirnanhangsdrüse (Hypophyse), der Schilddrüse und den Nebennieren. Sie werden als Signal- und Botenstoffe ins Blut abgegeben und wirken auch in weiter entfernten Organen, indem sie den Blutzucker regulieren, den Blutdruck einstellen oder als Geschlechtshormone bestimmen, wann bei Jungen der Stimmbruch einsetzt und sich bei Mädchen die weiblichen Formen entwickeln. Bis ins hohe Alter hinein ist unser Hormonsystem der Schlüssel dafür, ob unsere Lebenskraft und unsere Vitalität erhalten bleiben oder nicht. Je älter wir werden, desto weniger Hormone produzieren wir – und diesem Schwinden an Lebensenergie muss entgegengearbeitet werden.

Verhindert Muskelabbau: das Somatotropin

Für das Wachstum des Körpers und der Muskeln ist das Hormon Somatotropin, abgekürzt STH, zuständig. Beim Heranwachsenden verursacht eine eingeschränkte STH-Produktion Kleinwüchsigkeit, während viel STH unser Wachstum fördert, etwa an Fingern, Nase und Kinn.

Das Somatotropin besitzt eine anabole Wirkung, es steigert den Aufbau von Eiweiß im Organismus. Diese gesteigerte Proteinsynthese wiederum ist zum Aufbau der Muskulatur notwendig. Gleichzeitig fördert Somatotropin die Lipolyse, die Fettverbrennung, sowie die Bildung von Knochengewebe.

Das also sind die positiven Wirkungen des Hormons: mehr Muskeln, härtere Knochen, weniger Fett. Was sich eigentlich jeder wünscht. Allerdings erhöht das Somatotropin

auch das Risiko, an Diabetes mellitus zu erkranken, und erzeugt Bluthochdruck.
In der Pubertät ist der Blutspiegel an Somatotropin ziemlich hoch, beim Älterwerden nimmt er dann kontinuierlich ab. Das ist nicht günstig: Es kommt zu einer erhöhten Fetteinlagerung, während Muskelmasse und Knochendichte abnehmen. Dadurch steigt die Gefahr, sich bei Stürzen Knochenbrüche zuzuziehen. Außerdem haben Menschen mit einem niedrigen Somatotropinspiegel ein höheres Risiko, einen Herzinfarkt oder Schlaganfall zu erleiden. Ganz generell besteht eine verringerte Lebensqualität, weil man sich schlapp und wenig leistungsfähig fühlt.

Von künstlicher Zufuhr ist abzuraten

Das Somatotropin ist also eine klassische Anti-Aging-Substanz, die, das sei nicht verschwiegen, dem Körper auch in künstlich hergestellter Form zugeführt werden kann. Leider wird synthetisches Somatotropin jedoch häufig in übertriebenen Dosen eingenommen, nicht nur zur Lebensverlängerung, sondern auch von Bodybuildern und anderen Sporttreibenden als Doping zum Muskelaufbau. Es wird teilweise auch mit dem männlichen Hormon Testosteron oder auch mit Insulin kombiniert. Die Langzeitwirkungen und Gesundheitsschäden sind nicht abzusehen, da auch gefährliche Fälschungen auf dem Markt sind.
Es gibt tatsächlich wissenschaftliche Studien, die beweisen, dass die Behandlung gesunder Senioren zwischen 70 und 80 Jahren mit Somatotropin eine Zunahme der Muskelmasse und Knochendichte bewirkt, bei gleichzeitiger Abnahme des Körperfettanteils. Allerdings ist bei einer vergleichenden Untersuchung herausgekommen, dass regelmäßige Besuche im Fitnessstudio den gleichen Effekt haben. Somit ist regelmäßiger Sport nicht nur natürlicher als die Einnahme von Somatotropin, sondern mit Sicherheit auch preiswerter. Statt der Einnahme ungeprüfter, gefährlicher Substanzen empfehle ich daher immer die Steigerung der körpereigenen Somatotropinproduktion.

Somatotropin und Ernährung

Regelmäßige Bewegung, eine eiweißreiche Kost, der Verzicht auf Kohlenhydrate am Abend und ausreichend Schlaf erhöhen den Somatotropinspiegel. Der Schlaf ist dabei besonders wichtig, denn Somatotropin wird nachts ausgeschüttet, und zwar nur, während wir schlafen.
Insbesondere die essenziellen Aminosäuren L-Arginin und Lysin stimulieren die Somatotropinproduktion. Essenziell bedeutet, dass der Körper diese Aminosäuren nicht selbst herstellen kann, sondern regelmäßig mit der Nahrung aufnehmen muss. Daher empfiehlt sich eine eiweißreiche Kost: Quark, Hüttenkäse und Eier sind ideal. Das L-Arginin ist auch in Nüssen, Kürbiskernen, Mandeln, Sojabohnen, Weizenkeimen, Fleisch und Fisch reichlich enthalten. L-Arginin hat zusätzlich einen durchblutungsfördernden Effekt, nicht nur im Muskel, sondern auch in den inneren Organen.
Abends zu viele Kohlenhydrate sind tabu, denn auf Zucker antwortet der Körper mit der Ausschüttung von Insulin, und das ist ein böser Gegenspieler des Somatotropins. Je mehr Insulin, desto weniger Somatotropin. Alkohol ist ebenfalls nur in Maßen erlaubt, denn Alkohol reduziert die Ausschüttung des Somatotropins um bis zu 70 Prozent.

Somatotropin – das Anti-Aging-Hormon

Das Somatotropin, kurz STH, steigert die Eiweißsynthese und dient so dem Aufbau der Muskulatur. Es fördert die Fettverbrennung und die Bildung von Knochengewebe. Auf natürliche Weise wird STH durch regelmäßige Bewegung, den Verzicht auf die abendliche Kohlenhydratzufuhr sowie ausreichend Nachtschlaf gebildet, da das Hormon nur nachts im Schlaf ausgeschüttet wird. Zu empfehlen ist darüber hinaus eine eiweißreiche Kost, bestehend aus Quark, Hüttenkäse, Eiern, Nüssen, Sojabohnen, Weizenkeimen, Fleisch und Fisch.

Östrogen und Testosteron – zwei weitere Jungmacher

Sexualhormone bestimmen nicht nur unser Geschlecht, sondern auch unser seelisches und körperliches Wohlbefinden. Ab Mitte 40 nimmt die Konzentration der Sexualhormone sowohl bei Männern als auch bei Frauen stetig ab. Doch wir können durch Lebensstil und Ernährung viel tun, um einen zu schnellen Rückgang der Produktion zu verhindern.

Östrogene – viel mehr als nur weibliche Sexualhormone

Es gibt eine ganze Gruppe von Hormonen, die als Östrogene bezeichnet werden. Überwiegend ist das Östradiol gemeint, wenn von Östrogenen die Rede ist. Es handelt sich dabei um das am stärksten wirksame weibliche Hormon. Durch seine Wirkung entwickelt sich in der Pubertät das Mädchen zur Frau. Aber Östrogene werden auch von Männern gebildet. Östradiol wirkt nicht nur geschlechtsspezifisch, es hat auch geschlechterübergreifend allgemeine Aufgaben zu erfüllen. Zusammen mit einem anderen weiblichen Hormon, dem Gestagen, übernimmt es weitere Funktionen; beispielsweise erhält es die Elastizität der Arterien und bewahrt diese vor Verkalkung, es hilft beim Knochenaufbau mit und es sorgt für einen ruhigen Schlaf.

Zudem sind die Östrogene für den weiblichen Zyklus und die Fortpflanzung zuständig. Beim Absinken des Östradiolspiegels beginnt bei vielen Frauen ein neuer Lebensabschnitt, der allgemein mit dem Begriff »Wechseljahre« umschrieben wird. Die Knochendichte nimmt ab, das Risiko, einen Herzinfarkt zu bekommen, steigt, es kommt zu typischen Anzeichen eines Östrogenmangels: Müdigkeit, Hitzewallungen, Nachtschweiß, trockene Schleimhäute und Gelenkschmerzen.

Der Östrogenspiegel kann im Labor gemessen werden, deshalb ist im Rahmen solcher Beschwerden die Konsultation einer erfahrenen Gynäkologin oder eines erfahrenen Gynäkologen zur Abklärung des Hormonstatus absolut zu empfehlen.

Es gibt zahlreiche Nahrungsmittel, die Phytoöstrogene, also pflanzliche Östrogene, enthalten. Soja etwa enthält Isoflavone, die sich positiv auf das Herz-Kreislauf-System auswirken und durch den Östrogenmangel bedingte Nachteile ausgleichen können. Auf dem Speiseplan sollten regelmäßig Sojaprodukte wie Tofu, Sojamilch oder Miso stehen. Ferner sind auch andere östrogenhaltige Lebensmittel empfehlenswert, darunter Sesamsamen, Kichererbsen, Weizenkleie, Pflaumen und Aprikosen.

Einige sekundäre Pflanzenstoffe, beispielsweise die Lignane, gelten ebenfalls als Phytoöstrogene. Sie kommen in einer getreide- und ballaststoffreichen Ernährung mit Leinsamen, Sesamsamen und Olivenöl vor. Die Lignane werden im Darm zu biologisch aktiven Metaboliten abgebaut, die an die Östrogenrezeptoren andocken und die Wirkung noch vorhandenen Östrogens verstärken.

Testosteron – nicht nur im männlichen Körper vorhanden

Wir wissen, dass auch Männer ein Quantum an Östrogenen für ihr Wohlbefinden brauchen. Genauso ist es auch mit dem männlichen Geschlechtshormon Testosteron, das sowohl für Männer als auch für Frauen von Bedeutung ist. Testosteron fördert die Muskelkraft und die Kondition, es hilft bei der Fettverbrennung und unterstützt den Kreislauf, damit die Herzleistung zunimmt.

Dennoch ist Testosteron natürlich vor allem für den Mann ein entscheidender Baustein für das Wohlbefinden, insbesondere wenn er älter wird.

Vor einiger Zeit habe ich einen meiner alten Schulfreunde besucht. Wir hatten uns Jahre nicht gesehen. Mittlerweile waren wir beide über 60 und marschierten stramm auf die Rente zu. Als ich auf dem Parkplatz vor seinem Haus aus dem Auto stieg, war ich mir nicht sicher, ob ich wirklich meinem Schulkameraden Hans gegenüberstand. Er hatte eine gebeugte Körperhaltung, die Haut war schlaff und das Gesicht voller tiefer Falten.

Stets war Hans etwas größer als ich gewesen; das hatte sich vor allem beim Sportunterricht bemerkbar gemacht, bei dem wir uns der Größe nach sortiert hatten aufstellen müssen. Jetzt hingegen wirkte er gebeugt, wie eingeknickt. Weil es das Wetter erlaubte, setzten wir uns auf die Terrasse, und Liane, seine Frau, brachte Tee und etwas Gebäck. Liane war seine Jugendliebe – kurz nach dem Abitur hatten sie geheiratet. Sie wirkte immer noch fröhlich und aktiv, ganz das Gegenteil ihres Mannes. Das obligatorische: »Wie geht es dir?« konnte man sich sparen. Er gab die Antwort von selbst: »Mir geht es mies, manchmal denke ich, ich habe Krebs, das soll ja auch demnächst durchgecheckt werden. Kein Schwung, zu nichts mehr Lust, keine Freude – und nachts kann ich nicht schlafen.«

»Das ist vernünftig, lass dich mal genau untersuchen, nicht dass da etwas Gefährliches dahintersteckt«, sagte ich, denn ich hatte wenig Lust, einmal mehr als Arzt zwischen Tür und Angel eine Sprechstunde abzuhalten. Eigentlich wollte ich über alte Zeiten reden. Als Hans in die Küche ging, um eine Flasche Sekt zur Feier des Tages zu öffnen, raunte mir Liane zu: »Du musst ihm mal die Meinung sagen! Mit ihm ist nichts los, auch im Bett findet nichts mehr statt, dabei waren wir immer so zärtlich und fröhlich miteinander.« Schließlich erklärte ich den beiden: »Ich kenne vom Studium her noch einen guten Internisten, da melde ich dich an, der untersucht dich und nimmt Laborwerte ab. Das Ergebnis mailst du mir, und dann sehen wir

weiter.« Diese Aussicht beruhigte Hans, wir verbrachten einen schönen Abend miteinander. Liane hatte Wiener Schnitzel gemacht, und ich übernachtete im Gästezimmer. Einige Tage später fand ich eine Mail von Hans, es war eine Liste von Laborwerten. Ins Auge stach der Wert für das Testosteron, das männliche Geschlechtshormon, das im Bereich zwischen 3,5 und 11,5 ng/ml liegen sollte. Der Wert von Hans betrug 0,5 ng/ml. Er hatte praktisch kein selbstproduziertes Testosteron im Blut.

Ab dem 40. Lebensjahr nimmt der Testosteronspiegel bei beiden Geschlechtern kontinuierlich ab. Bei Männern ist dies mit dem Gefühl des allgemeinen Abbaus verbunden: Die Muskeln schwinden, die Stimmung wird depressiver und gereizter, es kommt zu Stimmungsschwankungen. Das Gewicht steigt, die Schambehaarung nimmt ebenso wie die Potenz ab. Aber auch bei Frauen macht sich ein Testosteronmangel durchaus bemerkbar. Sie fühlen sich schlapp, lustlos und depressiv und nehmen trotz aller Disziplin beim Essen zu. Auch die Lust auf Sex lässt nach.

Den Testosteronspiegel auf natürliche Weise erhöhen

Dafür ist eine Umstellung der Ernährung vonnöten. Avocado, Lachs, Nüsse und Olivenöl, also Nahrungsmittel, die reich an ungesättigten Fettsäuren sind, müssen vermehrt aufgenommen werden. Ungesättigte Fettsäuren sind der Hauptschlüssel zur Testosteronproduktion. Menschen, die sich bewusst fettfrei ernähren und auch wenig ungesättigte Fettsäuren in Form der genannten Lebensmittel zu sich nehmen, fahren da weniger gut. Für die Erhöhung des Testosteronspiegels sind zusätzlich Zink und Vitamin D notwendig. Vitamin D ist in Eiern, Hering, Lachs und Avocados reichlich vorhanden, ebenso in Bohnen, Käse und Erdnüssen. Eine super Vitamin-D-Spritze ist natürlich ein Sonnenbad auf dem Balkon, am Strand oder im Schwimmbad, doch die Unterstützung durch eine gezielte Ernährung schadet nicht.

Auch Zink sollte dem Körper täglich zugeführt werden, in Austern etwa ist es besonders hochkonzentriert vertreten. Es müssen aber nicht jeden Tag Austern sein – der regelmäßige Verzehr von Käse, Bohnen, Joghurt, Fleisch, Fisch und Erdnüssen reicht aus.

Hans rief an. Er hat wegen seines extrem niedrigen Testosteronspiegels zunächst ein Hormongel bekommen, mit dem er sich jeden Morgen die Schulter einreiben sollte. Außerdem treibt er nun mehr Sport und meidet die heiß geliebten Chicken Nuggets und Hamburger. Liane kocht stattdessen frisches und gesundes Essen. Sein Hormonspiegel sei deutlich gestiegen, sagt er, er werde mit meinem Arzt besprechen, ob er das Gel reduzieren und auf eine testosteronfreundliche Diät umsteigen könne. Zum Schluss sagte er, mit Liane klappe es auch wieder besser – was immer er damit meinte.

Mit Vitaminen alt werden

Erstmals nachgewiesen wurde die Existenz von Vitaminen 1912 von dem polnisch-amerikanischen Biochemiker Casimir Funk. Er widmete sein gesamtes Leben der Erforschung der Stoffe, die unser Organismus zwar nicht selbst herstellen kann, die wir aber täglich brauchen. Und genau hier kommt die Ernährung ins Spiel.

Denn in der Regel holt sich der Körper die Vitamine aus der Nahrung. Reicht diese nicht aus, kann es zu einem Vitaminmangel kommen. Risikofaktoren für einen solchen Vitaminmangel sind unter anderem einseitige Ernährungsgewohnheiten, der Konsum von Genussmitteln und chronische Erkrankungen. Überdosierungen sind ebenfalls möglich, vor allem bei der Einnahme von Nahrungsergänzungsmitteln (siehe dazu auch S. 60f.). Hier ist eine therapeutische Begleitung unbedingt empfehlenswert.

Seit 1980 sind 13 für den Menschen lebensnotwendige Vitamine zur Unterstützung wichtiger Stoffwechselfunktionen bekannt. Grundsätzlich sollten für eine ausgewogene Balance im Körper alle Vitamine regelmäßig aufgenommen werden. Da unser Körper Vitamine wie bereits erwähnt nicht selbst herstellen kann, muss ihre Zufuhr von außen stets gewährleistet sein. Unsere Nahrung sollte also nicht nur Fette, Eiweiß und guten Zucker enthalten, sondern auch Vitamine.

Der Ernährungswissenschaftler Michael Ristow ist der Meinung, dass wir bei richtiger Ernährung getrost mit rund 20 Jahren mehr Lebenszeit rechnen können. Gleichzeitig warnt er davor, den täglichen Vitaminbedarf über Tabletten zu decken: »Keine noch so hochdosierte Vitaminkapsel kann einen Apfel mit seinen Hunderten von Einzelsubstanzen ersetzen.«

Vitamin A – das »Augenvitamin«

Vitamin A ist ein besonders starker Radikalfänger. Normalerweise ist es als »Augenvitamin« bekannt und gut gegen Nachtblindheit sowie andere Formen von Sehstörungen. Es kommt in Fisch, Milchprodukten und Käse vor, außerdem in Kürbis, Spinat, Butter und

Eiern. Vor allem aber ist Vitamin A in Tierleber vorhanden. Schon in der Antike war bekannt, dass Menschen mit Nachtblindheit Schweine- oder Rinderleber essen sollten.
Eine Vorstufe des A-Vitamins, das Beta-Carotin, ist ebenfalls ein starker Gegenspieler der freien Radikale. Es ist, wie der Name schon sagt, in Karotten zu finden, aber auch in anderen Gemüsesorten wie beispielsweise Brokkoli, Erbsen oder Bohnen. Beta-Carotin verhindert als Antioxidans den Zellabbau und ist damit ein guter Garant für ein längeres Leben. Carotinoide kommen in hoher Konzentration auch in Tomaten vor. Da Carotinoide fettlöslich sind, sollte man bei Gemüsesäften immer einen Tropfen Olivenöl dazugeben, damit die Carotinoide auch gut resorbiert werden können.

Vitamin C – der kraftvolle Radikalfänger

In den 1960er-Jahren war es nicht automatisch möglich, in den Supermarkt zu gehen, um sich frisches Obst und Gemüse in den Einkaufskorb zu packen. Um die Winterzeit zu überbrücken, wurden die frischen Gartenprodukte eingekocht und auf alle möglichen Arten haltbar gemacht, damit die Vitaminversorgung den gesamten Winter über gewährleistet blieb.
Ich erinnere mich noch daran, dass während meiner Kindheit in Oberschlesien, um 1955, immer im Herbst ein großer Wagen gekommen ist, der fußballgroße, weiß glänzende Kohlköpfe angeliefert hat. Meine Mutter schnitt gemeinsam mit Nachbarinnen mit einem großen Hobel die Köpfe in feine Scheiben, und das geschnittene Kraut kam in ein großes Fass. Da ich damals erst fünf Jahre alt war, kam mir das Fass riesig vor. Dann kamen Essig und Gewürze dazu, und die Frauen pressten das Kraut mit Holzstampfern fest. Dabei lachten und sangen sie, ich vermute, dass hier und da ein Gläschen Likör mit im Spiel war. Das Kraut gärte, und im Winter, wenn tiefer Schnee lag, ging man mit einer Schüssel auf den Dachboden, um Sauerkraut fürs Essen zu holen. Denn der Winter war hart, und in der Markthalle gab es nur sehr wenig Obst und Gemüse zu kaufen.
Gerade in der kalten Jahreszeit war der regelmäßige Verzehr von Vitamin-C-reichem Sauerkraut damals eine tolle Lösung, um seinen Vitamin-C-Haushalt in Ordnung zu halten. Zwar haben wir jetzt keine Krautfässer mehr im Keller oder auf dem Dachboden, doch haben Studien gezeigt, dass auch heute noch eine generelle Unterversorgung mit Vitamin C besteht, weil zu wenig Obst und Gemüse gegessen wird.

Für die Gesundheit des ganzen Organismus wichtig

Vitamin C ist ein kraftvoller Radikalfänger und schützt den Körper vor oxidativem Stress. Den meisten Alterserscheinungen wie Gelenkverschleiß, Hirnabbau, Gefäßerkrankungen oder altersbedingten Hautveränderungen kann mit einer Vitamin-C-reichen Ernährung entgegengewirkt werden. Gleichzeitig verlängert das Vitamin die Lebensphase, in der wir fit und gesund sind. Vitamin C ist wasserlöslich und kann aus diesem Grund nicht im Gewebe gespeichert werden. Des-

halb ist es notwendig, täglich Obst und Gemüse zu essen, um den Bedarf zu decken.
Ein starker Vitamin-C-Mangel verursacht Skorbut, eine vor allem früher bei den Weltumseglern gefürchtete Krankheit, die mit Entzündungen der Haut, Fieber, Durchfall, Schwindel, Zahnfleischbluten und Zahnausfall einhergeht. Noch heute kommt Skorbut bei Menschen vor, die kein frisches Obst oder Gemüse essen und sich ausschließlich von Fast Food ernähren.
Und Achtung: Raucher können Vitamin C schlechter verwerten, ebenso ältere Menschen. Ihre Fähigkeit, schädliche freie Radikale zu neutralisieren, ist gering, die Folgen sind Krebserkrankungen und Arteriosklerose. Auch bei Menschen, die zu viel Zucker essen, wirkt Vitamin C nicht so gut.
Besonders viel Vitamin C ist in Zitrusfrüchten, Hagebutten, Sanddornsaft, Schwarzen Johannisbeeren, Petersilie, Fenchel, allen Sorten von Kohl und auch in Kartoffeln enthalten. Bei längerer Lagerung dieser Lebensmittel wird der Vitamin-C-Gehalt jedoch immer geringer. Auch sollte Gemüse nicht verkocht werden, dabei geht viel Vitamin C verloren.

Echte Nervennahrung – die B-Vitamine

B-Vitamine sind wichtig. Besonders wichtig sind die Vitamine B1, B6 und B12 sowie die Folsäure. Und es wäre sehr von Vorteil, wenn wir davon immer einen körpereigenen Vorrat hätten. Leider kann der Körper nur das Vitamin B12 in der Leber speichern, alle anderen B-Vitamine werden bei Überschuss mit dem Urin ausgeschieden. Das bedeutet, ähnlich wie bei Vitamin C: Ständig muss über die Mahlzeiten für Nachschub gesorgt werden.
Bei gesunden Menschen mit ausgewogener Ernährung stellt dies normalerweise kein Problem dar, denn die B-Vitamine sind in alltäglichen Lebensmitteln wie Getreide, Hefe, Milch, Hülsenfrüchten, Kartoffeln, Gemüse und Fleisch ausreichend vorhanden. Bei älteren Menschen jedoch, denen es aus verschiedenen Gründen schwerer fallen kann, sich ausgewogen zu ernähren, können Probleme auftreten. Da reicht der Vitaminnachschub häufig nicht aus. Auch bei Menschen, die sich in hohem Alter Zahnoperationen unterziehen müssen, kann dies passieren.

Kürzlich ist mein Onkel Wilhelm 80 Jahre alt geworden. Wir haben den langen Weg nicht gescheut und ihn zum runden Geburtstag besucht. Er war geistig fit, erzählte von seinen Erlebnissen in der vergangenen Woche und hatte ganz gut die politische Entwicklung im Blick. Er hielt sogar eine kurze Rede, begrüßte alle Nichten und Enkel mit Namen und erzählte von seinem erfüllten Leben mit seiner Frau und der Arbeit in seinem Garten.
Später kam er zu mir und erzählte mir außerdem: »Ich habe ein Problem mit meinen Zähnen, Karies, weißt du, und die Zahnhälse liegen blank. Aber zum Glück haben wir einen guten Zahnarzt gefunden. Der will mir die Zähne, die noch da sind, entfernen und ein Gebiss anfertigen, dann bin ich diese Probleme los. Keine Bohrerei mehr, keine Wurzelkanalbehandlungen.« Ich runzelte ein wenig die Stirn und erinnerte ihn daran, dass unser Zahnprofessor an der Universität einst die Losung ausgegeben hatte, dass es sich lohne, um jeden Zahn zu kämpfen. Onkel Wilhelm winkte ab: »Der Kos-

tenvoranschlag ist bereits von der Kasse genehmigt, nächste Woche geht es los.«
Einige Wochen später rief seine Frau an und erzählte, ihm seien seine restlichen Zähne gezogen worden, ihr Mann habe jetzt eine Vollprothese. Eine Katastrophe, sagte sie, das Gebiss passe nicht, er mag nicht mehr essen, wird immer dünner und ständig suche er nach seinen Zähnen. Ihr Leben hätte sich völlig verändert – zum Negativen.
Als wir das alte Paar das nächste Mal besuchten, war mein Onkel völlig abgemagert und trug keine Zähne. »Er isst kaum noch etwas«, sagte seine Frau. Er schien das Gebiss so sehr zu hassen, dass er es gar nicht mehr im Mund trug, dafür aber dauernd verlegte. Der sonst so würdevolle alte Herr machte zahnlos den Eindruck eines uralten Greises; beim Essen mümmelte er lediglich ein paar Brocken gestampfter Kartoffeln in sich hinein. Ein trauriger Anblick.
Es lag auf der Hand: Er fühlte sich nicht wohl mit dem Gebiss und betrachtete es als Fremdkörper. Dies führte zu Fehlernährung und Vitaminmangel, was wiederum dem körperlichen und geistigen Niedergang Vorschub leistete. Ein paar Monate später begann der geistige Abbau: Bei Anrufen wusste er nicht mehr, mit wem er sprach, er war noch nicht einmal in der Lage, zum nahe gelegenen Kiosk zu gehen, um sich seine Zeitung zu holen, deren Inhalt ihn im Übrigen auch nicht mehr interessierte.

Zum wiederholten Mal war mir vor Augen geführt worden, wie wichtig eine gesunde Ernährung für die Aufrechterhaltung der Funktionen des Gehirns und des restlichen Körpers besonders im hohen Alter ist und wie wichtig hierfür unsere Zähne sind.
Deswegen an dieser Stelle eine Bitte: Kämpfen Sie um jeden Zahn! Widerstehen Sie Zahnärzten, die Ihnen optimale Lösungen offerieren mit Prothesen, Brücken und sonstigen Dingen. Um sich gesund ernähren zu können, braucht jeder Mensch ein funktionsfähiges Gebiss – und das sind im Zweifel immer die eigenen Zähne.

Vitamin B1: Der beste Schutz für die Nervenzellen

Vitamin B1 wird auch als Thiamin bezeichnet. Es erfüllt wichtige Funktionen bei der Umwandlung von Zucker in die Energie, die jede Zelle benötigt, um funktionieren zu können. Wenn Vitamin B1 fehlt, treten Störungen auf, vor allem in jenen Organen und bei jenen Körperprozessen mit einem hohen Energieverbrauch: dem Nervensystem, dem Herzmuskel sowie dem gesamten Muskelapparat und generell bei der Blutbildung.
Symptome eines Vitamin-B1-Mangels sind Lähmungen von Armen und Beinen – ähnlich wie bei einem Querschnittkranken. Die Kraft lässt nach, und die Muskelmasse schwindet. Dazu schlägt der B1-Mangel auf das Gemüt: Es kommt zu Depressionen, Abgeschlagenheit, Müdigkeit und allgemeinem Gedächtnisverlust.
Der Medizin-Nobelpreisträger Christiaan Eijkman fand Ende des 19. Jahrhunderts heraus, dass beim Polieren von Reiskörnern zur optischen Aufwertung des Reises mit der Schale auch das wertvolle Thiamin im Reis verloren geht. Das ist schlecht für den Organismus, vor allem bei jenen Menschen, die sich ausschließlich von Reis ernähren, was in vielen asiatischen Ländern der Fall ist. Die Folge ist das sogenannte Beri-Beri-Syndrom: eine Vitamin-B1-Mangel-Krankheit, auch Schafsgang genannt. Lange Zeit gab es einen wissenschaftlichen Streit, ob es sich bei Beri-Beri um eine Infektionskrankheit oder tat-

sächlich um einen B1-Mangel handelt. Der japanische Marinearzt Takaki Kanehiro war verwegen genug, das Problem mit für die damalige Zeit sehr modernen epidemiologischen Methoden anzugehen: Er führte eine gigantische Vergleichsstudie durch, wie sie auch heute üblich ist. In solchen Studien treiben beispielsweise 10 000 Menschen jeden Tag 20 Minuten Sport, während eine ebenso große Vergleichsgruppe wie üblich weiterlebt. Dann wird analysiert, ob Sport das Risiko für Herzinfarkt oder Krebs senkt. Was tatsächlich der Fall ist.

Takaki Kanehiro proviantierte 1884 zwei Kriegsschiffe, die neun Monate auf hoher See zu verbringen hatten, auf unterschiedliche Weise: Auf dem einen Schiff bestand die Ernährung aus einer gemischten Kost – Fleisch, Fisch, Gemüse, auch Reis. Auf dem anderen Schiff gab es nur geschälten Reis – sonst nichts. Das Ergebnis dieser vergleichenden Untersuchung, die heute so aus ethischen Gründen auf keinen Fall durchgeführt werden dürfte, war, dass auf dem Schiff mit Mischkosternährung im Verlauf der neunmonatigen Reise nur 14 Besatzungsmitglieder erkrankten, wohingegen auf dem Schiff mit reiner Reiskost 161 krank wurden. 25 Teilnehmer starben sogar. Das war der Beweis: Die einseitige Ernährung mit geschältem Reis führt zu Beri-Beri. Und es stand fest, dass es sich bei Beri-Beri nicht um eine ansteckende Krankheit handelt, wie vorher vermutet.

Auch in unseren Breiten kann es zu einem Vitamin-B1-Mangel kommen. Meist sind Alkoholiker betroffen, aber auch Menschen mit einer chronischen Entzündung der Magen- und Darmschleimhäute, etwa im Rahmen einer Chemotherapie. Häufiges Symptom eines Vitamin-B1-Mangels sind Gedächtnisstörungen und im Extremfall der komplette Verlust des Kurzzeitgedächtnisses, was als Korsakow-Syndrom bezeichnet wird.

Viele ältere Menschen ernähren sich schlecht oder werden in Heimen und Kantinen nicht ausreichend mit Vitaminen versorgt. Eine Studie aus Southampton hat den Vitamin-B1-Gehalt der Nahrung und auch den Vitamin-B1-Spiegel im Blut bei gesunden älteren Menschen, die selbstständig im eigenen Haushalt lebten, mit dem von Heimbewohnern verglichen und herausgefunden, dass die Heimernährung zu wenig B1 enthielt und viele Heimbewohner einen Vitamin-B1-Mangel aufwiesen. Das ist ein dramatischer Befund, denn dieser Mangel verursacht einen Abbau der geistigen Fähigkeiten, und gerade die gilt es im Alter pfleglich zu behandeln. Auch gibt es wissenschaftliche Hinweise darauf, dass ein Vitamin-B1-Mangel die Lebenszeit verkürzt.

Der Mensch benötigt etwa ein Milligramm Thiamin am Tag. Es kommt zum Glück nicht nur in der Reisschale und in Getreide vor, sondern auch im Fleisch von Rind, Schwein oder Huhn, ferner in Fischen. Aber auch Vegetarier können sich ausreichend mit Vitamin B1 versorgen, indem sie Vollkornbrot, Nüsse, Obst und Gemüse verzehren.

Vitamin B6: Schutz vor Depressionen

Vitamin B6, auch Pyridoxin genannt, ist ein wichtiger Baustein vieler Enzyme und Eiweißverbindungen. Im Gehirn hilft es bei der Informationsübertragung als Grundbaustein der Botenstoffe Dopamin und Serotonin; beide Stoffe sind für Glücksmomente und eine ausgeglichene Gemütslage zuständig. Verkürzt ließe sich sagen, dass Vitamin B6 vor Depressionen schützt.

Vitamin-B6-Mangel kann gefährlich werden

Eine ganze Reihe von Medikamenten kann den Vitamin-B6-Spiegel senken, dazu zählen beispielsweise Antidepressiva, krampflösende Medikamente und Östrogenpräparate inklusive der sogenannten Antibabypille. Auch alte Menschen, die zu wenig essen, oder Menschen, die extreme Diäten durchführen, können unter einem Vitamin-B6-Mangel leiden. Die Symptome eines solchen Mangels im akuten Stadium sind Durchfall, Erbrechen und Krämpfe sowie Müdigkeit, Verwirrung, depressive Verstimmungen und eine Störung der Konzentration.

Ferner kämpft das Vitamin B6 tapfer gegen böse Giftstoffe, die bei allen Stoffwechselvorgängen entstehen. Einer davon ist das Homocystein, ein Zwischenprodukt des Abbaus von Eiweißstoffen. Es muss möglichst schnell neutralisiert werden, beispielsweise durch die B-Vitamine. Wenn jedoch aufgrund falscher Ernährung große Mengen an Homocystein im Kreislauf herumschwirren, kann dies zu Gefäßverkalkung, Herzinfarkt und Schlaganfall führen. Außerdem wird die Entstehung der Alzheimer-Demenz gefördert.

Da Vitamin B6 in vielen Nahrungsmitteln vorkommt, kann es unter normalen Umständen kaum zu einem Mangel kommen. Trotzdem sind Nahrungsmittel zu bevorzugen, die besonders reich an Vitamin B6 sind, vor allem in Krisensituationen und in depressiven Phasen. Sehr viel Vitamin B6 findet sich in Fisch, aber auch im Fleisch von Schwein, Rind und Geflügel, außerdem in Linsen, Nüssen, Reis, Kartoffeln, Avocados und Paprikaschoten.

Folat – unverzichtbar für die Zellteilung

Das Folat wird ebenfalls zu den B-Vitaminen gezählt. Unser Körper braucht es vor allem dort, wo sich seine Zellen rasch teilen, also für Blutzellen, Hautzellen und, während der Schwangerschaft, die Zellen des Fötus. Denn Folat wird benötigt, um die Purinbasen herzustellen, die Bausteine unserer Erbinformation. Läuft das nicht richtig, geht auch die Zellteilung schief. Die synthetisch hergestellte Form des Vitamins Folat wird als Folsäure bezeichnet.

Bei einem Folatmangel kommt es zu Gedächtnisstörungen und im Extremfall zur Demenz. Ferner kommt es zu Schädigungen der Nervenstränge an Armen und Beinen mit Kribbeln, Taubheitsgefühl und Muskelschwäche. Diese Erkrankung wird Polyneuropathie genannt.

Die Deutsche Gesellschaft für Ernährung empfiehlt, täglich rund 300 Mikrogramm Folat zu sich zu nehmen, Schwangere brauchen mehr. Es kommt in Getreide sowie in den meisten Gemüse- und Obstsorten vor, beispielsweise in Salat, Kohlgemüse, Hülsenfrüchten, Vollkorn, Hafer, Getreidekeimen, Getreidekleie, Reis, Spinat und Spargel. Außerdem steckt es in Bananen, Orangen, Melonen, Avocados und Nüssen.

Vitamin B12 – in pflanzlichen Lebensmitteln kaum vorhanden

Die chemische Bezeichnung von Vitamin B12 lautet Cobalamin. Der Mensch benötigt es, damit sein Nervensystem normal funktioniert, zudem hilft es bei der Bildung der roten Blutkörperchen und ist wie das Vitamin B6 generell für die Teilung der Körperzellen von Bedeutung. Ein Vitamin-B12-Mangel hat Blutarmut zur Folge, weil nicht genügend rote Blutkörperchen gebildet werden. Dies führt zu Schlappheit und Kraftlosigkeit. Langfristig kann durch einen Vitamin-B12-Mangel auch eine Demenz entstehen.

Mit dem Vitamin B12 ist es schon eine besondere Sache: Weder Menschen noch Tiere können es selbst herstellen. Vitamin B12 wird in der Natur von Mikroorganismen – insbesondere von Bakterien – produziert, die im Verdauungstrakt von Schweinen, Rindern und Schafen fleißig ihre Arbeit tun. In Pflanzen kommt es nur in Spuren vor.

Alles- und Fleischfresser decken ihren Vitamin-B12-Bedarf tatsächlich nahezu ausschließlich über den Konsum von Fleisch, um mithilfe dieses wichtigen Vitamins Blutzellen, Nervenzellen und andere aktive Zellen aufzubauen und am Leben zu erhalten. Im menschlichen Darm existieren Vitamin-B12-produzierende Bakterien auch, das ist spannend und wird im Kapitel über das Mikrobiom noch ausführlich besprochen (siehe S. 44ff.). Aber das, was unsere treuen Freunde, die Darmbakterien, produzieren, reicht nicht aus. Deshalb müssen wir uns an den Vitamin-B12-Vorräten von Tieren bedienen, die in deren Fleisch und Milch eingelagert sind. So findet sich Vitamin B12 beispielsweise massenhaft in der Leber von Rindern und Schweinen, ferner ganz allgemein in Fisch, Rind, Geflügel und Schweinefleisch, in Hühnereiern sowie in Milchprodukten wie Käse und Joghurt. In pflanzlichen Lebensmitteln ist B12 kaum vorhanden; in geringerer Menge entsteht es bei der Gärung im Sauerkraut, in Shiitakepilzen und in bestimmten Algenarten. Meist reicht die Menge dort jedoch nicht aus, um den täglichen Bedarf zu decken.

Vegetarier, die Milchprodukte und Eier zu sich nehmen, sind da fein raus – Veganer aber können unter Umständen in einen Mangel rutschen. Für sie ist eine zusätzliche Versorgung mit B12-Präparaten notwendig.

Vor allem ältere Menschen sollten darauf achten, genug Vitamin B12 auf dem Speiseplan zu haben. In einer Studie aus den Vereinigten

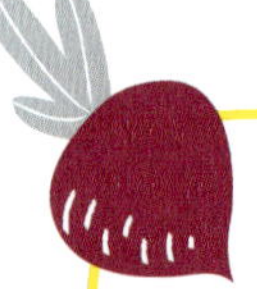

Viel hilft nicht immer viel

Grundsätzlich Vorsicht geboten ist bei Präparaten zur Supplementierung von Vitamin B12. Hier kann sich ein übermäßiger Verzehr auch nachteilig auswirken. Erst kürzlich wurden die Ergebnisse einer holländischen Studie veröffentlicht, die zeigten, dass Menschen mit einer sehr hohen Konzentration an Vitamin B12 im Blut generell früher sterben als Menschen mit mittleren Werten. Warum das so ist, haben die Forscher bislang noch nicht herausgefunden.

Staaten konnte gezeigt werden, dass ähnlich wie beim Vitamin B1 viele Patienten, die längerfristig in Krankenhäusern oder Altersheimen untergebracht waren, an einem chronischen Vitamin-B12-Mangel litten. Bei älteren Menschen ist der Vitamin-B12-Spiegel im Blut verglichen mit dem jüngerer Menschen generell niedriger. Das ist paradox: Eben die Alten, bei denen Nervenkrankheiten, Demenz und Krankheiten der Blutbildung verhindert werden müssen, leiden häufig an Vitaminmangel. Bei unseren älteren Mitbewohnern besteht also nicht nur ein Vitamin-B1-Mangel, sondern auch eine Unterversorgung mit Vitamin B12.

Die häufigsten Ursachen für einen Vitamin-B12-Mangel sind neben der Mangelernährung durch Heim- und Krankenhauskost eine ausschließliche Ernährung mit Fast Food, eine vegane Ernährungsweise sowie Erkrankungen des Magens, die dazu führen, dass von dort zu wenig Vitamin B12 in den Blutkreislauf gelangt.

Eines muss zusätzlich beachtet werden: Viele Menschen schlucken Magensäureblocker gegen Sodbrennen oder sonstige Schmerzmittel, die die Aufnahme von Vitamin B12 hemmen bzw. verhindern, was letztendlich auch die Entwicklung einer Demenz verschlimmern kann. Deshalb wird empfohlen, regelmäßig den Vitamin-B12-Spiegel kontrollieren zu lassen und bedarfsgerecht mit der Ernährung oder, wenn es gar nicht mehr anders geht, auch medikamentös gegenzusteuern.

Vitamin D – das »Sonnenscheinvitamin«

Vitamin D ist einerseits für den Knochenstoffwechsel von Bedeutung, es besitzt andererseits aber auch wichtige Funktionen für unser Wohlbefinden und hilft dabei mit, dass wir uns auch im hohen Alter geistig und körperlich fit halten können. Bei depressiven und an Demenz erkrankten Menschen ist der Vitamin-D-Spiegel meist zu niedrig. Laut einer österreichischen Studie ist ein Vitamin-D-Mangel zudem mit einem höheren Risiko von Gebrechlichkeit verbunden. Menschen mit einem niedrigen Vitamin-D-Spiegel sterben früher, vor allem an Herz-Kreislauf-Erkrankungen. Natürlich stellt sich hier die berühmte Frage: Was war zuerst da, die Henne oder das Ei?

Denn eines ist klar: Depressive und demente Menschen sind in ihren vier Wänden eingeschlossen und gehen weniger an die frische Luft, um sich Sonnenstrahlen auszusetzen. Allein schon dieser Umstand kann die Ursache eines Vitamin-D-Mangels sein.

Genau genommen ist das Vitamin D kein richtiges Vitamin, denn unser Körper kann es mithilfe von Sonneneinstrahlung aus einem Cholesterinabkömmling, dem 7-Dehydrocholesterin, in der Haut herstellen. Dies ist auch der hauptsächliche Weg, über den wir an Vitamin D kommen. Allerdings können wir diesen Anteil durch Nahrungsmittel ergänzen. Vitamin D3 kommt in vielen tierischen Lebensmitteln vor, besonders in fettreichem Fisch, Leber, Käse, Butter und Eiern. Vitamin D2 kann hingegen aus pflanzlichen Quellen bezogen werden, es wird dann zu Vitamin D3 umgewandelt. Es ist unter anderem in Avocados, Champignons und Haferflocken enthalten.

Zu einem Vitamin-D-Mangel kommt es insbesondere bei Menschen, die sich selten in der Sonne aufhalten, vor allem bei Veganern, die weder Fisch noch Eier essen. Bei Kindern entstehen durch Vitamin-D-Mangel Rachitis mit Trichterbrust und Wachstumsstörungen der langen Knochen. Dies war insbesondere zu Zeiten der Industrialisierung in den großen Städten ein Thema, als man vom Land in dunkle Hinterhöfe in den Städten zog. Millionen von Kindern mussten in vergangenen Zeiten deswegen im Winter Lebertran essen – der schlimme Geruch liegt mir heute noch in der Nase.

Man könnte auch sagen, Vitamin D ist das Sonnenscheinvitamin, da es in der Haut durch UV-Strahlung synthetisiert wird. Bekanntermaßen blockiert Sonnenmilch die UV-Strahlung, greifen Sie also lieber zu einer Sonnenmilch mit einem niedrigeren Sonnenschutzfaktor. Denn die UV-Strahlen tun auch ihr Gutes: Eine Untersuchung mit 1500 englischen Männern hat ergeben, dass die Höhe des Vitamin-D-Spiegels eindeutig mit der Gedächtnisleistung der Versuchspersonen korrelierte. Je niedriger der Vitamin-D-Spiegel bei den Männern war, desto schlechter schnitten sie bei Gedächtnistests ab. Auch weiß man, dass eine Einnahme des D-Vitamins Calcitriol die Bildung von Dopamin erhöht. In einer Beobachtungsstudie ohne Kontrollgruppe konnte ferner gezeigt werden, dass hohe Vitamin-D-Spiegel das Risiko, an Parkinson zu erkranken, deutlich reduzieren. Aber Vorsicht: Man sollte auf gar keinen Fall unkontrolliert Vitamin-D-Pillen schlucken. Eine Überdosierung an Vitamin D kann zu Herzrhythmusstörungen und Nierenschäden führen. Auch hier lautet die Empfehlung, durch bewusste, ausgeglichene Ernährung und die Lebensweise eventuelle Einbußen auszugleichen.

Die Triage-Theorie

Bruce Ames ist Professor für Biochemie im Sonnenstaat Kalifornien. Er ist schon über 90, beim Betrachten seiner Fotografien aber hat man den Eindruck, er sei mindestens ein Jahrzehnt jünger. Ames ist überzeugt davon, dass Vitamine und Mineralstoffe der Schlüssel zum ewigen Leben sind. Über dieses Thema hat er mehr als 500 wissenschaftliche Artikel geschrieben. Seine Vision ist es, einen Apparat zu entwickeln, in den man lediglich einen Finger legt und der einem sofort alle Daten über den Vitaminstatus und die Konzentration von Mineralstoffen im Blut sowie alle Vitalitätsparameter liefert. Die Maschine ist noch nicht erfunden, wahrscheinlich ist sie auch nicht notwendig, solange man so viele Vitamine, Nährstoffe und Mineralstoffe zu sich nimmt, dass die Zellen am Altern gehindert werden. Aber Bruce Ames hat darüber hinaus eine hochinteressante Theorie entwickelt: die Triage-Theorie.

Das Wort »Triage« stammt aus dem Französischen und bedeutet Auswahl, Selektion. In der Militärmedizin bezeichnet es eine Situation, in der im Krieg oder bei einer Naturkatastrophe das Lazarett oder Krankenhaus voller Verletzter ist und der Arzt entscheiden muss, in welcher Reihenfolge er die Versehrten versorgt. Leider hat dieses Wort auch in der aktuellen Covid-19-Pandemie, bei der das

Gesundheitssystem an seine Grenzen stößt, eine besondere Bedeutung erfahren.

Die Triage in unserem Körper

Eine Triage findet nach Ames auch täglich in unserem Körper statt. Für den Körper sind nach seiner Ansicht mehr als 40 Vitamine und Mineralstoffe lebenswichtig. Wenn es knapp wird mit dem einen oder anderen dieser Stoffe, muss der Organismus entscheiden, wie die vorhandenen Ressourcen eingesetzt werden. Wo herrscht der größte Bedarf? Vordergründig müssen lebenswichtige Funktionen in Schwung gehalten werden: Herzschlag, Hirnaktivität und Muskelarbeit. Die Organe, die für das aktuelle Überleben nicht so wichtig sind, etwa die Nieren, die blutbildenden Organe, das Knochensystem oder die Sehkraft, werden hingegen knappgehalten. Das kann negative Folgen für den Gesamtorganismus haben, der unter der ungleichmäßigen Verteilung von Vitaminen und Mineralstoffen und der daraus resultierenden Knappheit in bestimmten Bereichen leidet. Betroffene Zellen leben nicht so lange, wie sie eigentlich könnten, sie sterben früher.

Beispiel Magnesium

Kommt es zu Muskelkrämpfen, wird ein Großteil des verfügbaren Magnesiums mobilisiert und in die Muskulatur geschleust, um den Muskel zu entkrampfen und den Schmerz zu lindern. Das führt zu einem relativen Magnesiummangel im übrigen Organismus. Denn Magnesium ist nicht nur für die Muskeln wichtig, es ist Teil einer Reparaturtruppe: Immer dann, wenn unsere Erbsubstanz einen Schaden aufweist, kommt ein Ausbesserungssystem zu Hilfe, das von Magnesium abhängig ist. Wenn das allerdings komplett verbraucht ist, weil Muskelkrämpfe so quälend sind, werden auch Schäden an wichtigen Zellbestandteilen in Kauf genommen. Das kennen wir ja aus dem wirklichen Leben: Wenn das Hausdach ein Leck hat, ist der Keller einfach später dran mit der Renovierung.

Ames sagt, dass ständig ein Gleichgewicht hergestellt werden muss zwischen dem täglichen, akuten und dem langfristigen, weniger akuten Bedarf des Organismus, um ein gesundes Altern sicherzustellen. Das bedeutet: Vitamine, essenzielle Fettsäuren und Mineralstoffe müssen im ausreichenden Maß zur Verfügung stehen, um den gesamten Organismus zu versorgen – in akuten Notsituationen genauso wie im normalen Alltagsbetrieb.

Was aber ist ein ausreichendes Maß? Die Werte, die allgemein als täglicher Mindestbedarf für Vitamine und Mineralstoffe empfohlen werden, sind nur Mindestangaben. Diese Mengen reichen im Notfall nicht aus, um den Körper in Schuss zu halten und vorzeitiges Altern zu verhindern.

Ames empfiehlt, die benötigten Stoffe nativ aus der Ernährung zu sich zu nehmen und nicht in Form von Pillen oder Nahrungsergänzungsmitteln. In einer fantastischen Liebeserklärung an seine Frau schrieb er: »Meine Frau ist Italienerin und kocht für mich eine sehr gute Mittelmeerdiät. Dank dieser Kost bin ich mit meinen 92 Jahren in einem guten Zustand. Außerdem bereiten die guten Mahlzeiten so viel Vergnügen – und deswegen mache ich mir nichts aus Pillen.«

Die Blauen Zonen

Der Begriff »Blaue Zone« stammt von dem US-amerikanischen Autor Dan Buettner und bezeichnet weltweit Gegenden, in denen Menschen ein besonders hohes Alter erreichen. Buettner schrieb seinerzeit für die Zeitschrift »National Geographic« Reportagen über diese Orte und umrandete die Cluster, an denen sich Hundertjährige auffällig häuften, auf der Landkarte mit einem blauen Stift. Sein auf diese Weise entstandenes Buch »The Blue Zones: Lessons for Living Longer From the People Who've Lived the Longest« ist mittlerweile ein Klassiker.

Um eines vorweg zu sagen: Um gesund und mit Lebensqualität alt zu werden, reicht es nicht, das Richtige zu essen. Hinzu kommen regelmäßige körperliche Bewegung, geistige Betätigung und ein intakter Freundes- und Familienkreis. Dennoch ist das richtige Essen der wesentliche Faktor – und hat ja auch viel mit Geselligkeit und sozialen Begegnungen zu tun.

Zu den Gegenden mit den meisten Hundertjährigen gehören die griechische Insel Ikaria, von der man sagt, die Menschen dort hätten einfach vergessen zu sterben; die japanische Inselgruppe Okinawa; und Loma Linda, ein Ort in Kalifornien, wo Adventisten nach strengen religiösen Regeln leben und sich überwiegend vegetarisch ernähren. Zu den Blauen Zonen gehört auch die Halbinsel Nicoya in Costa Rica, in der die meisten Bewohner älter als 90 Jahre werden. Das Geheimnis sind enge soziale Bindungen, körperliche Arbeit bis ins hohe Alter, eine maßvolle Ernährung mit viel Obst und Gemüse sowie eine positive Einstellung zum Leben voller Gelassenheit und Fröhlichkeit.

Und schließlich gehören zu den Blauen Zonen auch einige Bergdörfer auf Sardinien, in denen es ganz normal ist, älter als 90 zu werden. In einem dieser Dörfer ist vor einiger Zeit der amtierende älteste Mann der Welt mit 114 Jahren gestorben. In der Region ist schwere Arbeit auf bergigen Feldern bis heute an der Tagesordnung. Nach Feierabend gibt es ein opulentes Mahl im Kreise von Freunden und der Familie. Gearbeitet wird bis ins hohe Alter, niemand kommt ins Heim oder wird isoliert, nur weil er alt ist.

Bevor wir einen genaueren Blick auf die Essgewohnheiten der Langlebigen werfen, hier ein persönliches Erlebnis aus Südtirol:

Nach meinem Studium machte ich mit meiner Freundin Ferien in Meran. Wir beschlossen, in ein kleines Bergdorf zu wandern, das vom Tal aus hoch oben auf dem Berghang zu sehen war. Der Weg war steil und beschwerlich. Beide waren wir damals ziemlich fit und gut trainiert, trotzdem kamen wir in der Mittagssonne ganz schön ins Schwitzen. Wir gingen langsam und blieben hier und da auf den Serpentinen stehen, um nach Luft zu schnappen. Auf einmal hörten wir Schritte im Geröll über uns, ein kleingewachsener, drahtiger, etwa 60 Jahre alter Mann kam uns bergab entgegen. Er hatte Bergschuhe an, außerdem trug er die blaue Schürze der Südtiroler unter einem Jackett, mit dem roten Adler auf der Brust. »Grüß Gott«, sagte er und ging mit federnden Schritten talabwärts. Ein Einheimischer, sagte ich zu meiner Freundin. Wir setzten uns, tranken Wasser, genossen die Aussicht und machten eine Pause. Nach einer Weile hörten wir erneut kräftige Schritte, diesmal vom Tal her. Zu unserem Erstaunen kam derselbe kleine, hagere Mann mit blauer Schürze und grauem Sakko nun mit großen Schritten bergaufwärts an uns vorbeimarschiert. »Grüß Gott«, sagte er noch einmal. Der einzige Unterschied zu seiner Erscheinung vor einer halben Stunde war, dass in einer Tasche der blauen Südtiroler Schürze nun eine zusammengerollte Zeitung steckte. Was für uns eine ausgedehnte schweißtreibende Wanderung darstellte, war für ihn nicht mehr als ein Abstecher zum Zeitschriftenladen. Immerhin: Oben auf dem Gipfel gab es Kaffee und Gebäck für uns. Essen ist wichtig, um die Gesundheit zu erhalten, körperliche Fitness darf jedoch keinesfalls unterschätzt werden.

Was haben die Hotspots der Langlebigkeit gemeinsam?

Kurz gesagt: Zuallererst unterscheiden sich die Hotspots der Langlebigkeit von den übrigen Regionen der Welt dadurch, dass sich die Menschen, die dort wohnen, in einer speziellen Art und Weise ernähren.

Doch was kochen und genießen die Menschen in den sogenannten Blauen Zonen? Es sind keine besonderen oder teuren Zutaten. Die Menschen in den Zonen der Hundertjährigen sind bescheiden und bodenständig, sie gehen nicht ins Fitnessstudio, sondern arbeiten im Garten oder auf dem Feld. Sie fahren nicht mit dem SUV zum Brötchenholen, sondern nehmen es in Kauf, mehrere Kilometer zu Fuß in das nächste Dorf zu gehen. Sie leben das einfache Leben. Mit einfachen Gerichten und erschwinglichen Zutaten: Bohnen, Getreide, Wurzeln, Salate, weitere Hülsenfrüchte. Und mit Rezepten, die sich über Jahrhunderte hinweg bewährt haben. Gegessen wird an einem langen Tisch unter Olivenbäumen oder knorrigen Eichen in einer Gemeinschaft. Und der Rotwein in den Gläsern stammt von den Trauben, die auf den Hügeln in der Umgebung wachsen.

Diese Beschreibung klingt wie eine Verklärung, aber in vielen Regionen der Blauen Zonen sieht genau so die Realität aus. Die Menschen dort ernähren sich nicht nur gut, sie sind in der Regel auch in einen sozialen Verbund mit viel Gemeinsamkeit und Zusammenhalt eingebettet.

Ikaria und die mediterrane Ernährungsweise

Tatsächlich leben die ältesten Menschen Europas auf der kleinen und weitgehend unbekannten Insel Ikaria in der Ägäis, die zu Griechenland gehört. Sie hat noch nicht einmal 9000 Einwohner, das Feiern des 100. Geburtstags eines Bewohners ist keine Seltenheit. Selten dagegen sind die bei uns typischen Alterserkrankungen Herzinfarkt, Krebs und Demenz.

Ich habe im letzten Jahr zwei gute Freunde verloren. Harald, ein Psychiater, ist mit 62 Jahren an einem schweren Herzinfarkt gestorben. Er hat gern gelebt, war schlank und hat oft und leidenschaftlich im Garten gearbeitet. Allerdings hatte er ein Laster: Er rauchte 20 bis 30 Zigaretten täglich. Andreas wiederum war Pastor, er kümmerte sich aufopferungsvoll um seine Gemeinde, war immer zur Stelle, um zu taufen und zu beerdigen. Im Fitnessstudio sagte er manchmal zu mir: »Schau mal, diese junge Frau, ich habe sie getauft. Und Ursula dort drüben war bei mir im Konfirmandenunterricht.« Andreas ist an Dickdarmkrebs gestorben. Er aß gern Fleisch, die riesige Kühltruhe im Pfarrhaus war Vollkornprodukte, Schweinehälften und Rindersteaks. Harald und Andreas würden heute wahrscheinlich beide noch leben, wären sie auf Ikaria zu Hause gewesen.

Das Geheimnis der Mittelmeerkost

Nicht nur die Bewohner Ikarias oder Kretas, ganz allgemein die europäischen Mittelmeeranrainer wie Italiener, Franzosen und Spanier leben im Durchschnitt länger als die Deutschen und sind schlanker. Das Risiko, an einem Herzinfarkt zu sterben, ist bei einem Bewohner der Insel Kreta 20-mal geringer als bei einem Amerikaner oder Nordeuropäer. Ferner ist die Anzahl depressiver und dementer Patienten geringer. Es gibt einige äußere Faktoren, die dieses Phänomen erklären könnten – ein stärkerer sozialer Zusammenhalt beispielsweise. Schon das wärmere Klima begünstigt soziales Verhalten: Der Kaffee wird eben auf dem Marktplatz oder vor dem Haus getrunken, und die Familien essen gemeinsam draußen in der lauen Abendluft. Und wie wir bereits gesehen haben, erhöht eine verstärkte Sonneneinstrahlung die Vitamin-D-Produktion, was zu einer Verlängerung der Lebensspanne führt und die Lebensfreude steigert, denn Vitamin D schützt die Körperzellen vor dem Zerfall und wirkt sich bei Depressionen hilfreich aus.

Mindestens ebenso stark allerdings fällt die mediterrane Ernährung ins Gewicht. Sie verhindert nachgewiesenermaßen Zivilisationskrankheiten und verlängert das Leben sowie die Gesundheitsspanne.

Ein Beispiel dafür, wie sich die mediterrane Ernährung zusammensetzt, ist die mediterrane Ernährungspyramide, die 2003 erstmals offiziell vorgestellt wurde. Deren Basis bilden Obst, Gemüse, Vollkornprodukte und Nüsse, die täglich genossen werden sollten. Häufig verwendet werden sollte Olivenöl, Wein darf in Maßen genossen werden. Milch, Käse und Geflügel sind erlaubt, aber nicht täglich, Fisch sollte mehrfach in der Woche auf dem Speiseplan stehen, Süßigkeiten maximal einmal pro Woche. Rotes Fleisch sollte selten verzehrt werden. Das entspricht den traditionellen

Essgewohnheiten in vielen Mittelmeerländern. Auf den Tisch kommt dort reichlich Olivenöl, in Salaten sowie beim Kochen und Braten. Viel frisches Obst und Gemüse ist ebenfalls an der Tagesordnung, und wenn Milchprodukte gegessen werden, dann vor allem von Ziege und Schaf – Feta z.B. Außerdem werden frische Lebensmittel ohne Schadstoffbelastung verwendet, die direkt vom Produzenten stammen.

In seinem Buch *Iss dich jung* beschreibt der US-amerikanisch-italienische Wissenschaftler Valter Longo die Essgewohnheiten seiner Kinderzeit in seinem Heimatdorf Molochio in Kalabrien. Zum Mittagessen gab es eine relativ kleine Portion Pasta oder Fisch in Kombination mit einer großen Menge Gemüse. Außerdem gab es schwarze Oliven, Olivenöl, große Mengen Tomaten, Gurken und grüne Paprika. Sonntags wurden Fleischklößchen serviert, allerdings höchstens zwei pro Person. Außerhalb der Mahlzeiten bekamen die kalabrischen Kinder keine Süßigkeiten, dafür Mandeln, Walnüsse oder Haselnüsse. Klassische mediterrane Kost also. Nudeln, Brot, Olivenöl, viel Obst und Gemüse, strikt auf drei Mahlzeiten verteilt, ohne Zwischenmahlzeiten.

Dass die mediterrane Kost das Leben verlängert, ist wissenschaftlich in vielen Untersuchungen erwiesen. Warum aber ist das so? Die Begründung lautet, dass durch diese Art

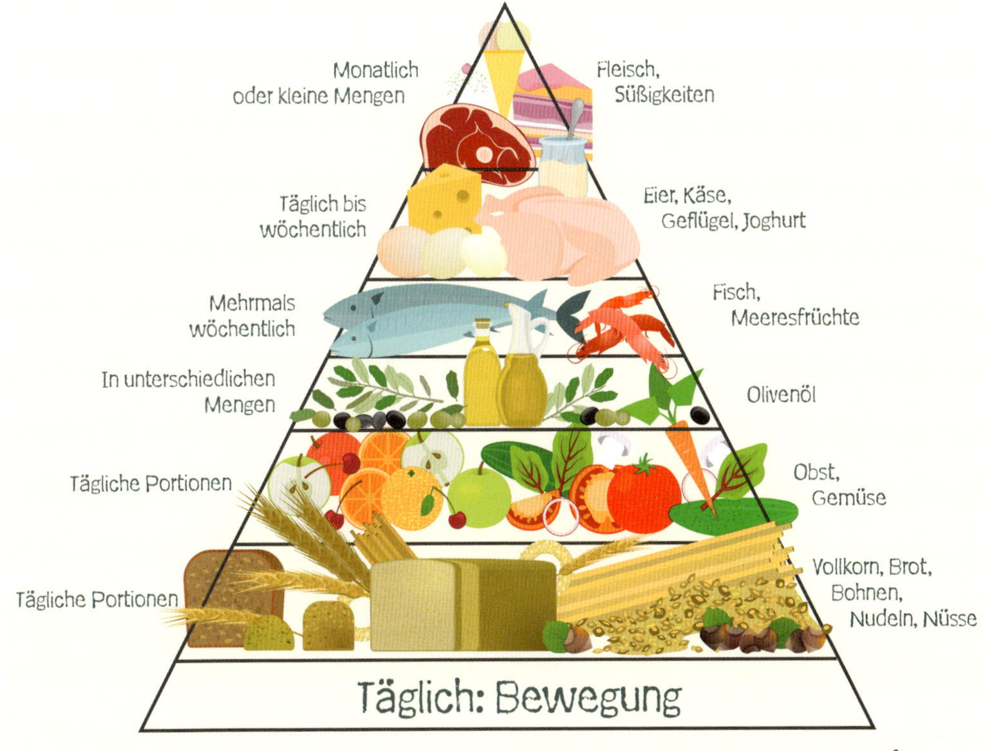

Die mediterrane Ernährungspyramide

von Ernährung eine ganze Reihe von Zivilisationskrankheiten in Schach gehalten werden können, insbesondere Krebs, Herzinfarkt, Schlaganfall, Demenz und Arthrose. Durch den hohen Gehalt an Antioxidantien wird außerdem ein allgemeiner Effekt erzielt, indem die Zellen des Körpers erhalten werden und weniger schnell sterben.

Francesco Sofi, Wissenschaftler an der Universität von Florenz, analysierte die vielen wissenschaftlichen Studien, die es zu dem Thema mediterrane Ernährung gibt, und stellte die Ergebnisse in einer Metaanalyse zusammen.

Diese ergab: Menschen, die entsprechend den Empfehlungen der Ernährungspyramide viel Gemüse und Früchte, viel Fisch und wenig Fleisch zu sich nehmen und dabei Rotwein in moderatem Maß genießen, leben verglichen mit Zeitgenossen, die sich mit Hausmannskost, Fleisch, Kartoffeln, frittierten Speisen und Fertiggerichten ernähren, deutlich länger. Sie bekommen seltener Herzinfarkt, Krebs und Alzheimer-Demenz.

Das Tolle daran ist, dass es nicht nur Südeuropäern so geht, die viel Sonne abbekommen, in größeren Familienverbänden leben und dem Leben insgesamt gelassener gegenüberstehen, sondern auch Menschen in den USA, Finnland, Deutschland, Australien oder Belgien, die sich an die Mittelmeerdiät halten. Auch sie leben länger und bleiben im Alter gesünder.

Grundsätzlich gilt Folgendes: Es ist zum Glück nie zu spät, um mit der Ernährungsumstellung für ein hohes Alter zu beginnen. In einer spanischen Studie konnte gezeigt werden, dass auch diejenigen, die erst weit jenseits der 60 mit der mediterranen Kost begannen, in der gleichen Weise profitierten wie die Jüngeren.

Vitamine gegen freie Radikale

In Gemüse, Früchten und Nüssen sind Vitamine hochkonzentriert vorhanden. Sie wirken gegen freie Radikale, die das Erbgut angreifen und zum frühzeitigen Alterungsprozess beitragen. Besonders wirksam als Radikalfänger sind die Vitamine C und E sowie Beta-Carotin, aber auch Selen und Zink wirken antioxidativ. Wen wundert es: Diese Vitamine kommen in Gemüse, Früchten und Nüssen vor – Hauptbestandteile der Mittelmeerdiät.

Fisch und Olivenöl: Quelle der guten Fette

Die mediterrane Ernährung ist außerdem reich an ungesättigten Fettsäuren. Das sind die guten Fette, die dafür sorgen, dass unser Gehirn besser funktioniert, die Gefäßwände glatt bleiben und unsere Gelenke nicht so schnell verschleißen, wohingegen gesättigte Fettsäuren oder gar Transfette die Ursache vieler Erkrankungen sind, etwa der Arteriosklerose. Sehen wir uns noch einmal genauer an, was gesättigte und ungesättigte Fettsäuren eigentlich sind.

Die Grundlage für Fette ist das Element Kohlenstoff, ein Grundbaustein, der in der Natur häufig vorkommt: in allen Pflanzen, Tieren und Menschen, auch in Diamanten, Grafit und in Form von Kohlendioxid, dem CO_2, auch in der Luft. Der Kohlenstoff ist als Element sehr kontaktfreudig und vereint sich gern mit anderen Atomen zu größeren Molekülen. Im Falle der Fettsäuren etwa bildet Kohlenstoff mehr oder weniger lange Ketten. Ob eine Fettsäure nun gesättigt oder ungesättigt ist, hängt von der Qualität der Verbindungen zwischen den Atomen in der Kette ab. Sind Verknüpfungen zwischen den Kohlenstoffatomen einfach, dann spricht man von einer gesättigten Fettsäure. Die meisten Tierfette beispielsweise sind gesättigt. Kommen dagegen doppelte Verbindungsbrücken vor, dann handelt es sich um ungesättigte Fettsäuren, wie sie in Fisch, Nüssen und Pflanzenölen enthalten sind. Die Position, an der sich die doppelte Bindung befindet, wird mit einer Ziffer bezeichnet. Deswegen wird zwischen Omega-3- und Omega-6-Fettsäuren unterschieden.

Omega-3-Fettsäuren sind ein wichtiger Bestandteil jeder mediterranen Mahlzeit. Sie gehören zu den essenziellen Fetten. Das bedeutet, dass sie vom Menschen nicht selbst hergestellt werden können und darum ständig mit der Nahrung zugeführt werden müssen. Omega-3-Fettsäuren haben viele positive Wirkungen. Sie helfen nicht nur dabei, unsere Arterienwände vor Verkalkung zu schützen, sondern sind bei der Immunabwehr sowie bei der Eindämmung von Rheuma und Krebs aktiv. Nicht zuletzt halten sie die Telomere lang, was, wie wir gesehen haben, zu einer gesunden Zellteilung bis ins hohe Alter und damit zu einem längeren Leben führt.

Omega-3-Fettsäuren können wir sowohl über pflanzliche als auch über tierische Lebensmittel zu uns nehmen. Vor allem Lachs, Hering und Makrele sind Omega-3-Fettsäure-Lieferanten. Sie kommen aber auch in Ölen vor, beispielsweise in Rapsöl, Hanföl, Leinöl und Haselnussöl sowie in Nüssen, Avocados und Leinsamen.

Nicht so gut – die Transfette

Ungesättigte Fettsäuren sind gesund. Da sie jedoch meist in flüssiger Form auftauchen, ist es schwer, sie sich aufs Brot zu schmieren. Dem sollte einst die Margarine abhelfen. Sie ist ursprünglich als preiswerte Alternative zur Butter gedacht gewesen und stellt nichts anderes dar als gehärtetes Pflanzenfett. Lange Zeit galt sie als die Alternative zur Butter, die in dem Ruf stand, Herzinfarkte und hohe Cholesterinbelastungen im Körper hervorzurufen. Scheinbar besitzen gehärtete pflanzliche Öle viele Vorteile: Sie sind lange haltbar, sie machen die Pommes frites appetitlich kross und Croissants sehen lecker aus und behalten ihre Konsistenz.

Das ist jedoch zu kurz gedacht: Beim Härten und Erhitzen der Pflanzenfette entstehen Transfettsäuren und diese sind höchst schädlich. Transfette, die in vielen Fertiggerichten, Keksen, Pommes oder Donuts in Unmengen vorkommen, sind mitverantwortlich für viele Schlaganfälle und Herzinfarkte. Nach WHO-Schätzungen sind weltweit mehr als 500 000 Todesfälle pro Jahr auf den übermäßigen Transfettverzehr zurückzuführen.

Der Staat New York erließ daher sogar ein Gesetz, in dem vorgeschrieben ist, dass Lebensmittel keine Transfettsäuren enthalten dürfen, um die Bevölkerung so vor Herz-Kreislauf-Erkrankungen zu schützen. Auch in Dänemark sind Transfette in Fritteusen und Fertiggerichten per Gesetz verboten.

Transfette entstehen, wenn bestimmte pflanzliche Öle (Kokosöl) hoch erhitzt werden, z. B. in der Bratpfanne. Es gibt allerdings auch natürliche Transfette in Kuhmilch und -käse, die durch die Fermentierung von Bakterien im Pansen der Kühe entstehen. Daher gilt auch hier: in Maßen genießen.

Mehr als drei Jahrzehnte verfolgten Wissenschaftler der Harvard University in den Vereinigten Staaten in einer groß angelegten Studie das Leben von 130 000 Menschen, um zu erfahren, was sie aßen, wie sie lebten, an welchen Erkrankungen sie litten und in welchem Alter sie starben.

Die meisten der unter Beobachtung stehenden Personen waren Krankenschwestern und Ärzte. Bei den Ärzten war die Nachbeobachtung etwas schwierig, denn zumindest in den USA joggen Ärzte ununterbrochen, ernähren sich überwiegend maßvoll und neigen nicht wie viele ihre Mitbürger zu Nikotin- oder Alkoholexzessen. Für eine wissenschaftliche Studie war das eher schlecht, für die Teilnehmer natürlich super.

Im Verlauf der Studie starben 30 000 der 130 000 Teilnehmer innerhalb von 30 Jahren. Das waren weniger als erwartet, aber eines wurde dennoch deutlich: Diejenigen, die regelmäßig frittierte Lebensmittel konsumiert hatten, besaßen ein höheres Risiko, früher zu versterben. In der Untersuchung heißt es, dass ein um zwei Prozent höherer Konsum von Transfetten mit einem um 16 Prozent höheren Risiko, früher zu sterben, verbunden war. Man stelle sich das einmal vor: Zwei Prozent mehr Croissants und Pommes führen zu einer um 16 Prozent höheren Wahrscheinlichkeit, früher das Zeitliche zu segnen. Da beiße ich beim *Tatort* doch lieber in eine Möhre, statt zur Chipstüte zu greifen.

In den Empfehlungen der Deutschen Gesellschaft für Ernährung heißt es deshalb auch ganz klar: »Für Transfettsäuren ist keine positive Funktion im Organismus bekannt. Demgegenüber sind negative Auswirkungen auf den Stoffwechsel durch ihren Verzehr eindeutig belegt. Eine hohe Zufuhr von Transfettsäuren wirkt nachteilig auf die Gesundheit, da das Risiko für eine Fettstoffwechselstörung (mit erhöhter Triglycerid- sowie erhöhter Gesamt- und LDL-Cholesterin-Konzentration und erniedrigter HDL-Cholesterin-Konzentration im Blut) erhöht wird. Auch das Risiko für eine koronare Herzkrankheit (KHK) steigt mit einer erhöhten Zufuhr von Transfettsäuren an.«

Transfette kommen, wen wundert es, in der Mittelmeerkost nicht vor. Wir erinnern uns: Der wenige Käse, der dort gegessen wird, stammt in den seltensten Fällen von der Kuh, vielmehr von Schaf und Ziege. Und viel eher als Käse werden Olivenöl, Nüsse und Fisch verzehrt und damit als Lieferanten gesunder ungesättigter Fettsäuren genutzt. Und frittierte oder industriell vorgefertigte Speisen gibt es in der Mittelmeerkost gar nicht.

Okinawa – die Inseln der Hundertjährigen

Eine weitere Blaue Zone, in der es keine Seltenheit ist, 100 Jahre alt zu werden, ist die japanische Inselgruppe Okinawa. Nicht ohne Grund wird Okinawa auch als die Inseln der Hundertjährigen bezeichnet. Tatsächlich wohnen dort ungewöhnlich viele alte Menschen. Das Durchschnittsalter auf den Inseln beträgt stattliche 86 Jahre. Interessant ist, dass die Menschen auf den Okinawa-Inseln nicht nur alt, sondern trotz fortgeschrittenen Alters auch auffallend fit sind. Ein Grund, genauer hinzusehen.

Besonders bedeutsam erscheint mir, dass das Konzept Ruhestand auf den Inseln der Hundertjährigen so gut wie unbekannt ist. Die meisten Bewohner arbeiten bis ins hohe Alter im eigenen Garten, um Gemüse anzubauen und Obst zu ernten. Auch ist der soziale Zusammenhalt enorm, man nimmt sich wahr, nimmt Anteil am Leben des anderen, spricht miteinander. Niemand wird isoliert oder in ein Pflegeheim abgeschoben. Unter dem Strich lässt sich sagen: Die Menschen auf Okinawa sind mit ihrem Leben zufrieden. Im Kapitel über die Telomere haben wir erfahren, dass Unglücklichsein beständigen Stress bedeutet und die Lebenszeit verkürzt. Natürlich müssen auch die Bewohner von Okinawa mit den Widrigkeiten des Lebens klarkommen, doch sie scheinen dies mit einer Haltung zu tun, von der wir viel lernen können. Das Stichwort lautet: Ikigai.

Wörtlich übersetzt bedeutet Ikigai Lebenssinn, dass es etwas gibt, wofür morgens aufzustehen sich lohnt, eine Freude am Leben, eine Berufung, die uns mit Elan und Dankbarkeit in den Tag starten lässt. Für die Japaner ist die Suche nach dem Ikigai ein sehr persönlicher Vorgang, doch wer es gefunden hat, erlebt offensichtlich ein Gefühl von Lebensfreude und innerer Zufriedenheit. Auch dies könnte ein Grund dafür sein, warum die Bewohner von Okinawa länger leben als unsereins.

Was ist Hara Hachi Bu?

Natürlich spielt auch die Ernährung eine große Rolle. Auf Okinawa lebt man von einer halbvegetarischen, fettarmen Kost: Wenn Fisch, dann frisch, roh oder halbroh. Wie am Mittelmeer kommt viel Obst und frisches Gemüse auf den Teller, das Antioxidantien enthält, dazu regelmäßig Hülsenfrüchte wie Linsen, Bohnen und Soja als Eiweißlieferanten. Außerdem Algen, wenig Fleisch, praktisch kein Zucker und wenig Fett. Ganz wesentlich aber ist das Prinzip des Hara Hachi Bu.

Dan Buettner, der zuerst von den Blauen Zonen der Hundertjährigen berichtet hat, schildert, wie auf Okinawa die Menschen vor einer Mahlzeit die drei Worte »Hara Hachi Bu« vor sich hinmurmeln. Sie bedeuten, dass man sich beim Essen nicht den Magen vollschlägt, bis man pappsatt ist, sondern Schluss macht, wenn ein Sättigungsgefühl von etwa 80 Prozent erreicht ist. Das ergibt auch physiologisch gesehen durchaus Sinn: Denn wenn der Magen voll ist, erfährt das Gehirn dies erst viel später, das Sättigungsgefühl hinkt etwa eine halbe Stunde hinterher. Dies führt dazu, dass wir schnell zu viel essen, wenn wir nicht achtgeben oder wenn wir zu rasch essen. Bei den Hundertjährigen von Okinawa gilt daher: aufhören, wenn es am schönsten ist.

Die Ernährungsexpertin Leslie Lytle von der University of Chapel Hill in den USA, die darüber forscht, wie man Menschen am Dickwerden hindern kann, hat ausgerechnet, dass die Amerikaner im Durchschnitt acht Kilo weniger im Jahr zunehmen würden, wenn sie das Hara Hachi Bu beherzigen würden.

Wie kann man das schaffen? Kurz gesagt: Zelebriere und genieße jede Mahlzeit – am besten mit Freunden oder im Kreise der Familie. Iss langsam und bewusst und hör auf, bevor du ganz satt bist.

Die Unterschiede zur mediterranen Kost

Abgesehen vom Hara Hachi Bu gilt auf Okinawa die eherne Regel: Wenig Fleisch, ab und zu Fisch, viel Obst und Gemüse – ganz wie in der Mittelmeerkost. Es gibt aber auch Unterschiede. Auf Okinawa wird viel Bittermelone, auch Goya-Gurke genannt, gegessen. Die Bewohner von Okinawa verputzen sie praktisch täglich. Es gibt sie bei uns zwar nicht im Supermarkt, aber man kann sie im eigenen Garten anbauen oder als Tee oder Pulver käuflich erwerben.

Wissenschaftliche Untersuchungen über die Wirkung der Goya-Gurke zeigen, dass sie Diabetes und metabolischem Syndrom bei übergewichtigen Menschen entgegenwirkt.

Ein weiterer Unterschied zur Mittelmeerdiät sind die Algen, die in Okinawa in rauen Mengen verzehrt werden. Man nennt Algen in Japan auch das Gemüse aus dem Meer. In Deutschland wird es leider viel zu selten kredenzt, denn das Seegras stellt wahre Powerpakete im Hinblick auf Vitamine und Mineralstoffe dar. Ferner bestehen Algen aus Proteinen und jeder Menge Ballaststoffe.

Auf Okinawa gehören Algen zu den Grundnahrungsmitteln, und auch bei uns können sie in gut sortierten Fischläden käuflich erworben werden. Gewissen Seegrasarten wird sogar eine vorbeugende Wirkung gegen Krebs zugeschrieben, der Todesursache Nummer eins in der westlichen Welt. Nicht zuletzt wird durch den regelmäßigen Verzehr von Algen der Cholesterinspiegel gesenkt. Als eine der gesündesten Algenarten gilt Wakame, weil sie voller Magnesium, Kalzium, Vitamin C, Vitamin E, Vitamin K und B-Vitaminen steckt.

Sicher haben die meisten schon einmal Sushi probiert, jene kunstvoll gerollten Häppchen, mit meist rohem Fisch, Gemüse und Reis gefüllt und von einem dunklen Algenblatt ummantelt. Die blattartige Rotalge wird Nori genannt und in Form von quadratischen, papierartigen Blättern geliefert. In Nori ist eine Menge Vitamin B12 enthalten, das für die Erhaltung der Nerven wichtig ist und als Antioxidans vor Demenz schützt.

Ebenfalls sehr gesund ist die Braunalge Mozuku, die ein wenig schleimig daherkommt und in Essig angemacht verspeist wird. Ihre Inhaltsstoffe, etwa die Fucoidane, haben eine krebshemmende Wirkung.

Süßkartoffeln: die bessere Beilage

Es muss nicht immer Reis als Beilage sein. Zumindest auf Okinawa werden viele Mahlzeiten mit Süßkartoffeln zubereitet. Sie enthalten mehr Zucker, also Kohlenhydrate, als konventionelle Kartoffeln und besitzen verglichen mit traditionellen Beilagen ein Vielfaches an Vitamin E, Vitamin A und Beta-Carotin. So sind in der Süßkartoffel etwa 260 Mikrogramm Vitamin E pro 100 Gramm vorhanden, in der Normalkartoffel dagegen nur zehn Mikrogramm. Vitamin A kommt in großen Mengen in den Süßkartoffeln vor, in der Speisekartoffel gar nicht. Beta-Carotin,

Alge ist nicht gleich Alge

Es ist wenig angebracht, sich beim nächsten Ostseeurlaub am Strand das Seegras aus der Brandung direkt in den Kochtopf zu löffeln. Es gibt auf der Welt rund 40 000 Algenarten, und die wenigsten von ihnen sind genießbar. Welche Algen uns guttun und unseren Speiseplan bereichern, wissen die Köche der asiatischen Küche, speziell die der Okinawa-Inseln. Empfehlenswert sind Wakame und Nori.

ein wichtiges Antioxidans, kommt in der Speisekartoffel ebenfalls nicht vor, ist aber mit einer Konzentration von 8506 Mikrogramm pro 100 Gramm in der Süßkartoffel vorhanden. Außerdem enthalten Süßkartoffeln viel Kalzium, was bei betagten Menschen im Hinblick auf die Osteoporoseprophylaxe ausgesprochen günstig ist.

Die Hundertjährigen von Sardinien: Es geht auch ohne Fisch

Ein weiterer Hotspot der Hundertjährigen befindet sich in den Bergen von Sardinien. In einigen Bergdörfern der Mittelmeerinsel findet man, ähnlich wie in der griechischen Ägäis, sehr viele alte und – wichtiger noch – auch gesunde Menschen.

Doch warum werden die Leute auf der Sonneninsel so alt? Liegt es am Wetter? Nun, auch in diesem Fall liegt das Geheimnis in der Kombination aus körperlicher Bewegung und der richtigen Ernährung.

In den sardischen Bergdörfern ist die Küste recht weit entfernt. Und mit ihr auch die Fischer und die Fische. Deshalb essen die Bergbewohner nur wenig bis gar keinen Fisch. Das stellt freilich einen Bruch des bisherigen Konzepts der mediterranen Kost dar. Auf dem Speiseplan der Sarden stehen dafür Ziegenfleisch und Lamm – wenn es denn überhaupt Fleisch gibt, denn ein sardischer Bauer schont seine Tiere. Er hat Respekt vor dem Leben und würde niemals Fleisch aus Massentierhaltung zu sich nehmen. Außerdem steht Wildschweinbraten regelmäßig auf dem Speiseplan.

Wildfleisch kommt ohne Zusatzstoffe und ohne Konservierungsmittel auf den Tisch. Das Wild, das in den Wäldern Sardiniens herumstreicht, ist immer auf Achse und hat keine Muße, Fett anzusetzen. Es wird nicht mit Hormonen und Antibiotika vollgestopft, wie es leider in vielen Fleischgroßbetrieben der Fall ist. Und wenn es stirbt, um als Schnitzel verwendet zu werden, dann durch den glatten Schuss eines Jägers und ohne den angstvollen, häufig tagelangen Transport zu einer Schlachterei, wo schon die Todesschreie der Leidensgenossen zu einem massiven Ausstoß von Angst- und Stresshormonen führen. Es ist zu vermuten, dass der Konsum von Fleisch, das auf diese Art und Weise hergestellt wird, eher abträglich für unsere Gesundheit ist.

Welches Essen hält die Sarden jung?

Zum einen werden auf den Hügeln von Sardinien sehr viel Käse und andere Milchprodukte von der Ziege und vom Schaf gegessen, die weitaus leichter verdaulich sind als Kuhmilch und Kuhmilchkäse.

Dazu haben die Sarden stets ein Dauergebäck aus Hartweizengrieß in der Tasche, das Pane Carasau (Rezept siehe S. 88), wenn sie auf den steilen Hügeln ihre Felder und ihr Vieh versorgen. Es ist unserem Knäckebrot nicht unähnlich – ein kalorienarmes Knabbergebäck, das nach getaner Arbeit gern zu Schinken und Käse genossen wird. Es hilft bei

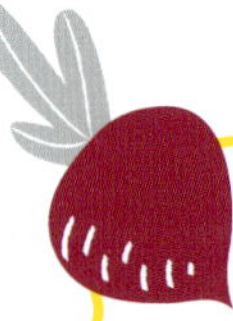

Die Artischocke – gut für Leber und Cholesterin

Die Artischocke ist im Mittelmeerraum schon seit der Antike als Kulturpflanze bekannt. Der Göttervater Zeus, der in vielerlei Gestalt Frauen nachstellte, erschuf sie, als die schöne Nymphe Cynara seine Annäherungsversuche zurückwies und er sie erbost in eine Pflanze verwandelte: die Artischocke. Darüber können wir heutzutage nur froh sein, denn die Artischocke ist ein wertvolles Lebensmittel: Sie enthält das Cynaropikrin und weitere Substanzen, die gut für die Leber sind und den Cholesterinspiegel senken. Bei den Artischocken müssen wir zwischen den großen Exemplaren, die in Frankreich zu finden sind, und den kleinen, meist sehr stachligen Artischocken unterscheiden, die auf Sardinien wachsen. Doch Vorsicht bei der Zubereitung der stachligen Exemplare: Es empfiehlt sich, Handschuhe anzuziehen!

der Bekämpfung von Diabetes und Fettleibigkeit. Das Obst und Gemüse, das in Sardinien gegessen wird, ist reich an Vitaminen und völlig ohne chemische Zusätze. Häufig wird wilder Fenchel gegessen, der auf den Bergwiesen zu finden ist, aber auch in Gärten angebaut wird. Seine Blätter schmecken besonders intensiv und werden zum Abschmecken von Speisen verwendet. Aber auch Knolle, Kraut und Samen sind reich an den Vitaminen A, B und C und wirken blutdrucksenkend. Als Beilage werden häufig Bohnen und Kichererbsen serviert, die voller Ballaststoffe und Eiweiß stecken. Auch Disteln und Artischocken werden gern und ausgiebig als Gemüse oder als Beigabe zum Fleisch gegessen.

Bei einem guten sardischen Gericht darf der berühmte Cannonau nicht fehlen. Der Tourismusverband von Sardinien und die sardischen Weinhersteller bewerben ihn mit dem Slogan »Der Wein der Hundertjährigen«. Er passt exzellent zu den Gerichten der sardischen Bergbauern, die Trauben des kräftigen Rotweins wachsen auf der gesamten Insel. Freilich wird er in Maßen genossen – Trinkgelage sind dem Sarden wesensfremd.

Loma Linda – der USA-Hotspot für ein langes Leben

Kaum zu glauben, aber wahr: Auch in den USA, dem Land von Chicken McNuggets, Hamburger und Soft Ice, gibt es Landstriche, in denen ein beträchtlicher Teil der Bevölkerung ein hohes Alter erreicht und es normal ist, alt und gesund zu sein. Loma Linda in Kalifornien zählt zu diesen magischen Orten. Die Menschen dort leben im Schnitt zehn Jahre länger als der Rest der Bevölkerung und sind bis ins hohe Alter fit. Was unterscheidet

diese kleine Gemeinde im Süden Kaliforniens vom übrigen Land?
Vorweg: Die Menschen in den USA sind die dicksten aller Industrienationen. Die Bevölkerung hat einen hohen durchschnittlichen Body-Mass-Index – und er steigt stetig. Nach Ansicht des amerikanischen Psychologen Kelly D. Brownell von der Duke University in Carolina ist der übermäßige Konsum des überall verfügbaren, billigen Fast Foods für diese besorgniserregende Entwicklung verantwortlich. Er fordert eine Soft-Drink-Steuer und ein aktives Vorgehen gegen Fast Food vonseiten der Gesundheitsbehörden. Fest steht auch, dass im Hinblick auf Ernährung und Ernährungsbewusstsein in den USA ein riesiger Unterschied zwischen Arm und Reich besteht und die Schicht der Besserverdienenden sich wesentlich gesünder ernährt als ärmere Bevölkerungsschichten.
Sind die Menschen in Loma Linda also alle reich und gebildet? Nein. Das Geheimnis ihrer langen Gesundheitsspanne sind ihr Lebensstil und ihre Einstellung zum Leben. Denn die meisten Bewohner von Loma Linda eint eine Besonderheit: Sie gehören einer evangelischen Freikirche an, den Siebenten-Tags-Adventisten.
Das Leben der Mitglieder dieser Kirche ist festen Regeln unterworfen, sie leben in einer Gemeinschaft. Diese Regeln erstrecken sich auch auf den Umgang mit dem eigenen Körper. Er wird im biblischen Sinne als Haus Gottes aufgefasst, um das man sich kümmern und das man mit Respekt behandeln soll. Großer Wert wird zudem auf eine gesunde Lebensführung gelegt. Alkohol, Nikotin, Drogen, selbst Kaffee sind verpönt. Entsprechend den biblischen Speisegeboten essen Adventisten kein Schweinefleisch und auch keine Meeresfrüchte wie Muscheln und Krabben. Ein großer Teil der Bewohner von Loma Linda ernährt sich vegetarisch. Schon die Kinder dort lernen die Grundsätze der Vollwertkost und probieren Rezepte für Frischkornbrei und Grünkernbratlinge aus. Alles in allem wird eine ausgeglichene Lebensführung propagiert, ohne Ausschweifungen – aber auch ohne Askese.
Wissenschaftlich gesehen sind die Gesundheitsdaten der Adventisten höchst interessant, weil die Faktoren Lebensstil und Ernährung ohne den Einfluss der Risikofaktoren Nikotin, Alkohol und Drogen untersucht werden können. Dies ist in unserer westlichen Gesellschaft sonst kaum möglich. In einer bereits 1958 begonnenen Studie von der Loma Linda University wurden 23 000 Adventisten in Kalifornien fünf Jahre nachverfolgt, und ihr Lebensstil wurde mit dem Schicksal von Nicht-Adventisten aus Kalifornien verglichen. Das Ergebnis war eindeutig: Adventistische Männer hatten im Durschnitt eine um 6,2 Jahre höhere Lebenserwartung als Nicht-Adventisten, Frauen lebten 3,7 Jahre länger. Die Analyse der Todesursachen ergab, dass Lungenkrebs zu 79 Prozent und Dickdarmkarzinome zu 38 Prozent weniger vorkamen. Auch Herzinfarkt und Schlaganfall kamen deutlich seltener vor – verglichen mit dem Rest von Kalifornien.
Zusammenfassend lässt sich noch einmal Folgendes sagen: Auf unserem Planeten gibt es Orte, an denen die Menschen besonders alt werden können. Ihre Bewohner weisen einige charakteristische Gemeinsamkeiten auf: eine nahezu vegetarische Ernährung, keine üppigen Mahlzeiten und viel körperliche Bewegung. Die Gesundheitsberaterin Ulla Rahn-Huber fügt ein weiteres Kriterium hinzu: frische Lebensmittel ohne chemische Zusätze und Konservierungsstoffe.

Ein gutes Mikrobiom für ein langes Leben

Sie sind überall. Sie leben auf und unter unserer Haut, all unsere Organe, vor allem aber der Darm, sind von ihnen besetzt. Ihre Anzahl ist gigantisch, mehr als 30 Billionen von ihnen schleppen wir mit uns herum. Die Rede ist von mikroskopisch kleinen Lebewesen: Mikroorganismen, Bakterien, Viren, Pilzen.

30 Billionen bedeutet, dass es pro Körperzelle mehr als einen Fremdsiedler gibt, Fremdsiedler, die zumeist friedlich mit uns in einem gemeinsamen Ökosystem zusammenleben. Ihre Gesamtheit wird Mikrobiom genannt, und dieses Mikrobiom wiegt rund anderthalb Kilogramm. Seine Zusammensetzung ist bei jedem Menschen so einzigartig wie ein Fingerabdruck, seine Bedeutung für unsere Gesundheit kann gar nicht hoch genug eingeschätzt werden.

Ohne das Mikrobiom hätten wir es als Gattung Mensch wohl nie auf das aktuelle Level geschafft. Im Erbgut des Menschen sind etwa 100 000 Gene identifiziert worden. Das sind kaum mehr als bei der Fruchtfliege, Mensch und Fruchtfliege besitzen also ungefähr die gleiche genetische Ausstattung. Was aber macht uns Menschen zu so ungleich komplexeren Lebewesen?

Der Nobelpreisträger für Molekularbiologie Joshua Lederberg ist überzeugt, man müsse zu den Genen des Menschen noch die Power der Gesamtheit des Genoms der menschlichen Mikroflora dazuzählen. Er behauptet, dass eine umfassende genetische Betrachtung der Lebensform Mensch überhaupt nur dann möglich sei, wenn man die Gene des Mikrobioms mit einschließt.

Mensch und Bakterie

Tatsächlich hat sich das Zusammenleben zwischen Bakterie und Mensch als Wirt der Bakterie im Verlauf der Evolution zu einer echten Win-win-Situation entwickelt. Viele unserer winzig kleinen Untermieter profitieren von uns, denn wir geben ihnen Schutz und Nahrung.

Wir bekommen aber auch viel von ihnen zurück: Hilfe bei der Verdauung von Ballaststoffen und der Produktion von Vitaminen sowie anderen lebensnotwendigen Stoffen beispielsweise. Nachgewiesenermaßen ist das Mikrobiom zur Stärkung der Abwehrkräfte notwendig, es nimmt Einfluss darauf, ob wir übergewichtig sind oder nicht – und sogar auf unsere psychische Gesundheit.

Meine Mutter war eine lebenslustige Frau, sie tanzte gern, liebte Partys und fuhr gern nach Italien, wo »den Menschen leichter ums Herz ist«, wie sie es ausdrückte. »Junge, komm, wir tanzen«, sagte sie bei geselligen Anlässen mehr als einmal zu mir. Man kann sich vorstellen, dass ein 15-Jähriger nicht sonderlich scharf darauf war, mit seiner Mutter das Tanzbein zu schwingen, vor allem dann nicht, wenn er bereits mit viel Interesse die jungen Mädchen seiner Umgebung beäugte.

Dann aber gab es eine Veränderung in ihrem Verhalten. Sie verlor nach und nach ihre Fröhlichkeit und wurde stiller. Sonntags, nach dem traditionellen, ausgedehnt zelebrierten Familienfrühstück, sagte sie nun häufig, sie hätte Bauchschmerzen und müsse sich noch einmal ins Bett legen. Wir alle machten uns Sorgen, denn sie war der Mittelpunkt der Familie. Schließlich ging sie zum Arzt und wurde auch im Krankenhaus untersucht, aber man fand keine Ursache. Doch das ständige Gefühl von Unwohlsein im Bauch ließ nicht nach, etwas war offensichtlich nicht in Ordnung. Am liebsten lag sie jetzt nur noch im Bett, die Bettdecke bis zur Nase hochgezogen. Heute weiß ich: Die lebensfrohe, optimistische Frau hatte eine Depression.

Dann eröffnete in unserem Stadtteil ein neuer praktischer Arzt seine Praxis. Er war nicht mehr so jung, wie man es von einem Berufsanfänger erwartet hätte. Später erfuhren wir, dass er aus der DDR stammte und kurz vor dem Mauerbau nach Westberlin umgezogen war. Als meine Mutter das hörte, sagte sie sofort: »Zu dem gehe ich, der hat seine Ausbildung in der Charité gemacht.« Mein Vater war dagegen skeptisch. Warum sollten die »von drüben« die besseren Ärzte sein?

Dr. Hoffmann war klein, hatte schütteres Haar und eine leise Stimme. Als meine Mutter aus dem Konsultationszimmer kam, strahlte sie: »Es sind die Darmbakterien! Stell dir vor!« Sie schwenkte ein Fläschchen in der Hand. Hylak-Tropfen stand auf dem Etikett. Der Zustand meiner Mutter verbesserte sich. Ihre Bauchbeschwerden verschwanden, die gute Laune und die Lebenslust kehrten dagegen zurück.

Mehr als 40 Jahre später schaue ich im Internet nach, was in diesen Tropfen, die uns den häuslichen Frieden wiedergebracht haben, eigentlich drin ist. Laut Packungsbeilage enthalten sie »Stoffwechselprodukte der natürlichen Darmkeime *Lactobacillus helveticus, Lactobacillus acidophilus, Escherichia coli* und *Streptococcus faecalis* in keimfreier, konzentrierter Form«. Anders gesagt: ein klassisches Probiotikum.

Das *Lactobacillus helveticus* wird als Starterbakterium bei der Käseherstellung benutzt und ist in Kefir enthalten. *Escherichia coli* ist ein ständiger Besiedler des Darms und erfüllt viele positiven Aufgaben. So ist es z. B. an der körpereigenen Vitaminproduktion beteiligt und hilft bei der Zerlegung von Proteinen und Kohlenhydraten. *E. coli* kann allerdings auch böse werden und Entzündungen hervorrufen, Blasenentzündungen etwa oder Wundentzündungen bei mangelnder Hygiene.

Bis heute ist mir nicht wirklich klar, auf welche Weise die Gabe der Tropfen, die »Stoffwechselprodukte von Darmbakterien enthalten«, meine Mutter geheilt hat. Doch ein alter Grundsatz der Medizin lautet: Wer heilt, hat recht. Und anscheinend gab es bereits in den 1970er-Jahren Ärzte, die um die Zusammenhänge zwischen Darmbesiedlung durch Bakterien und psychische Gesundheit wussten.

Gutes Mikrobiom, schlechtes Mikrobiom

Dies ist umso erstaunlicher, bedenkt man, dass das »Human Microbiome Project« erst im Jahr 2007 ins Leben gerufen wurde. Bei diesem internationalen Projekt arbeiten Wissenschaftler daran, das Mikrobiom des Menschen und dessen Auswirkung auf unseren Organismus und unsere Gesundheit besser zu verstehen.

Es brachte eine große Menge an Erkenntnissen hervor. So zeigte sich, dass jeder Mensch sein individuelles mikrobielles Ökosystem in sich trägt. Dieses entscheidet maßgeblich darüber mit, wie lange wir leben und wie gesund wir im Alter sind.

Ein gutes, vielfältiges Mikrobiom produziert Stoffe, die in unserem Stoffwechsel nicht vorkommen, die kurzkettigen Fettsäuren Propionat und Butyrat beispielsweise, die vom Darm in den Blutkreislauf freigesetzt werden und unser Immunsystem bei der Abwehr feindlicher Viren und Bakterien unterstützen. Die Fettsäuren unterstützen auch die Herstellung von B-Vitaminen.

Ein schlechtes Mikrobiom dagegen schüttet jede Menge Entzündungsstoffe aus, die die Ursache von Diabetes mellitus, Insulinresistenz, Gallensteinen, dem metabolischen Syndrom, Depressionen und Angststörungen sein können.

Anders gesagt: Funktionsstörungen des Darms haben einen direkten Einfluss auf die Hirnfunktion und die Produktion der Botenstoffe zwischen den Hirnzellen. Nicht ohne Grund: Gehirn und Rückenmark stehen durch ein dichtes Nervengeflecht in engem Kontakt mit dem Magen-Darm-Trakt. Man spricht auch vom sogenannten Bauchhirn. Es steuert die Verdauungsvorgänge und Darmbewegungen und reguliert wichtige Funktionen des immunologischen Systems.

Die Wissenschaftler Robert Glowacki und Eric Martens geben darüber hinaus zu bedenken, dass durch das Mikrobiom zehn Millionen Gene zusätzlich den menschlichen Organismus unterstützen. Denn jede der Milliarden Mikroben besitzt eine individuelle genetische Ausstattung, über die wir Menschen nicht verfügen. Dadurch sind unsere kleinen Freunde in der Lage, Substanzen zu produzieren, die uns Menschen helfen – spezielle Zucker (Polysaccharide) etwa, bestimmte Aminosäuren, hormonähnliche Substanzen und Eiweiße, deren Funktion erst in den letzten Jahren klarer wurde und die bei der Entstehung der Alzheimer-Demenz eine Rolle spielen. Neueste Untersuchungen zeigen außerdem, dass durch Produkte des Mikrobioms Tumorerkrankungen positiv beeinflusst werden können, ebenso wie Parkinson, Depression und Autismus.

Das Mikrobiom und die Gesundheit im Alter

Heute wissen wir, dass sich die Zusammensetzung der Darmbakterien mit dem Älterwerden verändert. Vor allem die Vielfalt der Darmbakterien nimmt ab, was Zivilisationskrankheiten wie Diabetes, Herzinfarkt oder Krebs begünstigt. Das Mikrobiom entscheidet aber nicht nur darüber, ob wir im Alter krank oder gesund sind, sondern auch darüber, wie lange wir leben. Ist es intakt, produziert es biogene Polyamine, die unsere Erbsubstanz im Zellkern stabilisieren und vor dem Zerfall schützen, den der natürliche Alterungsprozess hervorruft. Sie wirken also dem programmierten Zelltod entgegen.

Die Zusammensetzung unseres Mikrobioms im Alter hängt von vielen Faktoren ab, etwa vom Lebensstil, vom Bewegungsverhalten und von der Qualität sowie der Quantität unserer sozialen Kontakte. Der mit Abstand wichtigste Faktor für die Erhaltung der Vielfalt unseres Mikrobioms jedoch ist die Ernährung. Und hier sieht es leider nicht gut aus.

In den letzten 50 Jahren wurden in den meisten westlichen Ländern wesentlich weniger Gemüse und pflanzliche Kost gegessen als davor, während Fleisch- und Zuckerkonsum einen enormen Zuwachs erfahren haben. Dies begünstigt Bakterienpopulationen, die dazu neigen, Toxine zu bilden, die für die Darmwand und auch für unsere Gesundheit von Nachteil sind. Auch die steigende Verbreitung von Antibiotika in der Medizin und der Massentierhaltung stellt eine schwere Herausforderung für das Mikrobiom dar. Dies führt dazu, dass unsere Darmflora verarmt und sich in ihrer Zusammensetzung ändert und dass viele genetische Informationen für den Menschen verloren gehen. Häufig wendet sich dann das Blatt, und das Mikrobiom kann sogar zum Risikofaktor für die Entstehung von Zivilisationskrankheiten werden: Diabetes, Arteriosklerose, Übergewicht, metabolisches Syndrom, allergische Erkrankungen sowie viele immunologisch bedingte Krankheiten werden durch unsere Darmbakterien dann sogar noch verstärkt.

In einer Arbeit des Spaniers Bruno Malos-Molina von der Universität Málaga wird ebenfalls deutlich, wie sich die Zusammensetzung der Darmbakterien im Älterwerden verändert. Bei den über 70-Jährigen nehmen bestimmte Bakterienstämme wie das *Eubacterium* zu. Dabei handelt es sich um Fäulnisbakterien, die Herz-Kreislauf-Erkrankungen wie den Herzinfarkt begünstigen. Mitglieder der Bakterienfamilie *Lachnospiraceae* wiederum, die mithelfen, pflanzliche Produkte zu fermentieren und zu verstoffwechseln, werden weniger. Es scheint so zu sein, dass im fortgeschrittenen Alter die Vielfalt der »guten« Bakterien im Darm abnimmt und der Anteil ungemütlicher Zeitgenossen, die Krebs oder Herzinfarkt, Gallensteine, Fettsucht und Gelenkentzündung mitverursachen können, zunimmt.

Ballaststoffe fördern das Mikrobiom

Die gute Nachricht lautet: Wir können mit unserer Ernährung gegensteuern. Vor allem Ballaststoffe helfen dabei, die Vielfältigkeit des Mikrobioms auch im Alter aufrechtzuerhalten. Sie sind in Vollkornbrot, Getreideprodukten, Obst, Gemüse, Salat und Hülsenfrüchten enthalten. Die Deutsche Gesellschaft für Ernährung empfiehlt daher, mindestens 30 Gramm Ballaststoffe am Tag zu sich zu nehmen. Das entspricht etwa neun Scheiben Roggenvoll-

kornbrot, 250 Gramm Dörrpflaumen oder einem Kilo Rosenkohl. Gar nicht so einfach also. Wer es einfacher möchte, nimmt Leinsamen und Weizenkleie zu sich. Achten Sie bei den Rezepten im zweiten Teil auf den Hinweis »Ballaststoffe« sowie die Nährwertangaben, dann sind Sie auf einem guten Weg. Schon eine Portion des leckeren Curry-Hummus mit Gemüse (siehe S. 109) deckt Ihren Tagesbedarf.
Die Vorteile von Ballaststoffen, die aus langkettigen, schwer verdaulichen Zuckern bestehen, liegen auf der Hand: Sie verlängern das Sättigungsgefühl, weil Magen und Darm länger gefüllt bleiben. Ferner fördern sie die Ausscheidung von Gallensäuren, sodass der Cholesterinspiegel und mit ihm das Herzinfarktrisiko sinkt. Und sie machen die Darmpassage geschmeidiger.
Eigentlich kann unser Darm mit Ballaststoffen nicht viel anfangen. Sie werden gar nicht verdaut. Doch dadurch, dass die Darmbakterien an ihnen knabbern, produzieren sie viele Vitalstoffe, darunter Essigsäure, Propionsäure und Buttersäure. Diese wirken entzündungshemmend und schützen die Darmschleimhaut vor Krebs. Außerdem senken sie den Cholesterinspiegel und beugen der Zuckerkrankheit vor. Im Gehirn sorgen die Produkte der Interaktion zwischen Ballaststoffen und Darmbakterien für die sogenannte neuroprotektive Wirkung: Sie schützen die Nervenzellen vor Angriffen von außen.

Helfen Probiotika?

Probiotika sind Lebens- oder Arzneimittel, die lebende Mikroorganismen enthalten – nicht zu verwechseln mit Präbiotika. Bei ihnen handelt es sich um nicht verdaubare Lebensmittelbestandteile (Ballaststoffe z. B.), die die Aktivität des Mikrobioms im Dickdarm anregen.
Klassische Probiotika wie Joghurt, Kefir oder andere säuerlich schmeckende Milchprodukte enthalten vor allem Milchsäurebakterien. Sie produzieren antibakteriell wirkende Stoffe, die eine Fehlbesiedelung des Darms verhindern. Ohne diese probiotischen Bakterien würden andere Bakterien, die es weniger gut mit ihrem Wirt meinen, das Kommando übernehmen. Daneben punktet eine ganze Reihe von ganz unterschiedlichen Nahrungsmitteln mit probiotischen Eigenschaften, beispielsweise das Sauerkraut oder Produkte auf Sojabasis.
Viele dieser probiotischen Nahrungsmittel bringen unser eigenes Mikrobiom auf Touren. Denn hin und wieder muss unser Magen-Darm-Trakt ein bisschen durchgemischt werden, um die Produktion der Vitamine und die Herstellung von Stoffen anzukurbeln, die uns vor Krebs und Alterskrankheiten schützen. Mehrere wissenschaftliche Untersuchungen belegen zudem einen positiven Effekt von Probiotika bei der Laktoseverdauung, bei Reizdarm und bei erhöhtem Blutdruck.
Zusammenfassend lässt sich sagen: Probiotika verlängern das Leben, denn sie vergrößern und erhalten die Vielfalt des Mikrobioms. Im Alter tummeln sich immer weniger Bakterien im Darm, die Darmwand entzündet sich leichter und wichtige Stoffe werden nicht mehr richtig resorbiert. Frische Bakterien, die von außen zugeführt werden, können die Lage deutlich verbessern.

Die richtige Ernährung für unser Mikrobiom

Das Mikrobiom mag eiweißreiche Kost, egal ob es sich dabei nun um tierisches oder pflanzliches Protein handelt. In verschiedenen Untersuchungen konnte gezeigt werden, dass sich eine eiweißreiche Kost positiv auf die Vielfalt der Darmbakterien unseres Mikrobioms auswirkt. Proteine lassen beispielsweise die Zahl der gesundheitsfördernden Bifidobakterien und Laktobazillen ansteigen und Krankheitserreger wie *Clostridium perfringens* ins Hintertreffen geraten.

Ebenso wichtig sind Kohlenhydrate, allerdings gelten hier einige Einschränkungen. Kurzkettige Kohlenhydrate wie Weißmehl werden bereits im Dünndarm verarbeitet und gelangen somit gar nicht erst in den Dickdarm, den Ort, wo sich der Hauptteil des Mikrobioms befindet. Außerdem verändert sich das Mikrobiom nachteilig in seiner Zusammensetzung, wenn wir zu große Mengen Zucker zu uns nehmen.

Langkettige Kohlenhydrate hingegen, die schwer verdaulich sind, gelangen als Ballaststoffe bis in den Dickdarm, wo es von Bakterien nur so wimmelt. Dort bauen die Mikroben die Ballaststoffe ab und bilden bei diesem Vorgang für den Menschen wichtige Stoffwechselprodukte.

Zu empfehlen sind deshalb Vollwertkost, Pumpernickel, Reis und Gerste sowie unverarbeitetes Obst und Gemüse. Auch Fleisch und Fisch enthalten zelluläre Inhaltsstoffe, die bei der Passage in den Dickdarm das Mikrobiom stimulieren.

Hafer, Gerste und anderes Getreide enthalten Beta-Glucane und diverse Ballaststoffe, die eine positive Wirkung auf das Mikrobiom haben, außerdem senken sie den LDL-Cholesterinspiegel. Haferkleie wirkt entzündungshemmend und ist gut bei Reizdarm und Magenschleimhautentzündungen.

Joghurt, Kefir und Buttermilch sind Probiotika, die Milchsäurebakterien, zum Teil auch Hefebakterien, enthalten, die die Mannschaft der guten Bakterien des Mikrobioms verstärken und die krank machenden Keime zurückdrängen. Vor allem Kefir wirkt sich positiv auf die Abwehr potenzieller Krebszellen aus und macht vital.

Übrigens sind auch Beeren Lieblinge unseres Mikrobioms. Nicht nur enthalten sie jede Menge Antioxidantien, sie fördern im Mikrobiom auch die positiven Bakterien und besitzen präbiotische Eigenschaften.

Ähnliches gilt für Kräuter und Gewürze: Wir wissen von schwarzem Pfeffer, Kurkuma, Rosmarin und Ingwer, dass durch sie im Mikrobiom gute Bakterien gefördert und schlechte Bakterien gehemmt werden. Also immer kräftig würzen und frische Kräuter ins Essen geben!

Und zu guter Letzt noch ein Wort zur vegetarischen und veganen Ernährung in puncto Mikrobiom: Da sich diese Ernährungsweisen in der Regel durch einen hohen Anteil an fermentierbaren pflanzlichen Nahrungsbestandteilen und Ballaststoffen auszeichnen, besitzen Veganer und Vegetarier oft ein besseres Mikrobiom als Mischköstler. Dies gilt jedoch nur dann, wenn tatsächlich genügend Ballaststoffe auf dem Speiseplan stehen.

Vorsicht ist hingegen bei glutenfreier Ernährung geboten: Sie senkt die Anzahl nützlicher Bakterien wie der Bifidobakterien und begünstigt potenziell krankheitserregende Bakterien wie die *Enterobacteriaceae*.

Die häufigsten Alterskrankheiten

Jedes Jahr sterben in Deutschland über eine Million Menschen. Mit 36 Prozent die häufigste Todesursache sind Herz-Kreislauf-Erkrankungen wie etwa der Herzinfarkt oder die Herzinsuffizienz, bei der der Herzmuskel nicht mehr genügend Blut in den Kreislauf pumpen kann. Zu den Herz-Kreislauf-Erkrankungen zählen außerdem Durchblutungsstörungen des Gehirns, also auch der Schlaganfall.

25 Prozent aller Deutschen sterben an Krebserkrankungen, die damit die zweithäufigste Todesursache sind. Bei Männern dominieren Darm-, Leber- und Lungenkrebs, bei Frauen kommt Brustkrebs besonders häufig vor.

Andere Erkrankungen sowie Unfälle, Verletzungen oder Vergiftungen machen dagegen nicht einmal fünf Prozent in der Todesursachenstatistik aus.

Dessen ungeachtet werden die Menschen in Deutschland immer älter, die Lebenserwartung steigt seit vielen Jahren kontinuierlich. Häufig jedoch bleiben die Menschen im Alter nicht gesund, sondern wohnen in Pflegeheimen mit schlechter Lebensqualität, weil sie wegen einer Demenz nicht mehr allein leben können oder immobil geworden sind. Sie wissen nicht mehr, wer und wo sie sind, oder können aufgrund von Herz- oder Lungenerkrankungen nur wenige Schritte am Stück zurücklegen. Eine problematische Entwicklung: Die Kinder haben ihre Jobs und keine Zeit für die Pflege von Eltern oder Großeltern, und so ist das Heim scheinbar eine gute Lösung. Im Durchschnitt beträgt das Alter bei der Aufnahme in ein Pflegeheim 80 Jahre – zu jung, wenn Sie mich fragen. Deshalb gilt es, auch im Alter möglichst lange fit und selbstständig zu bleiben und darauf zu achten, dass Alterskrankheiten nicht zuschlagen. Denn Herz-Kreislauf-Erkrankungen z. B. stehen nicht nur bei den Todesursachen, sondern auch bei den Gründen für die Unterbringung in einem Pflegeheim auf Platz eins. Auf Platz zwei folgt die Demenz, das Schlusslicht bilden die Krebserkrankungen.

Die gute Nachricht lautet: Durch die richtige Ernährung, viel Bewegung und eine optimistische Lebenseinstellung können wir diesen Erkrankungen vorbeugen!

Arteriosklerose – wenn die Leitungen verstopfen

Herzinfarkt und Schlaganfall haben fast immer die gleiche fatale Ursache: Arteriosklerose. Sie engt die Arterien ein, sodass eine ausreichende Blutzufuhr zu den Organen verhindert wird. Sie tritt im Bereich der Herzkranzgefäße auf, betrifft aber auch die Arterien, die das Gehirn mit Blut versorgen, und sie ist bei den Beinarterien eine Ursache schwerer Durchblutungsstörungen – Stichwort: Raucherbein –, was bis zur Amputation führen kann.

Die Ursache von Arteriosklerose ist die krankhafte Einlagerung von Cholesterin und anderer Fette in die inneren Wandschichten der Arterien. Die Folge ist eine lokale Entzündung; es kommt zu Kalkablagerungen, wodurch gefährliche Einengungen entstehen, die dem Blutfluss im Wege sind.

Je älter wir werden, desto höher ist die Wahrscheinlichkeit, dass unsere Arterienwände verkalken. Männer sind häufiger von Arteriosklerose betroffen als Frauen. Übergewicht und Bewegungsarmut gelten als Risikofaktoren für diese Arterienverkalkungen. Auch hoher Blutdruck trägt massiv zu Arteriosklerose bei, denn die Arterienwände werden nicht nur durch das im Blut zirkulierende Cholesterin geschädigt, sondern auch durch starke mechanische Einflüsse.

Um dies zu verdeutlichen, stellen Sie sich das warme Wasser vor, das durch die Rohre des Heizungssystems in Ihrem Haus zirkuliert, um die Heizkörper zu erwärmen. Nun stellen Sie sich vor, dass Sie nicht zufrieden sind mit der Raumtemperatur und an der Einstellung der Heizungsanlage herumfummeln, um den Druck im Kessel zu erhöhen. Dadurch wird zwar das Wasser wärmer, der Druck auf die Rohre wird aber ebenfalls erhöht und mit ihm das Risiko, dass sie überstrapaziert und rissig werden. Vielleicht platzen sie sogar.

So ähnlich verhält es sich mit dem Blutkreislauf und den Arterien. Wenn Sie entspannt sind, regelmäßig Sport treiben und sich ab und zu eine Auszeit gönnen, um zu meditieren oder einfach mal nichts zu tun, sind Ihre Arterien wahrscheinlich fit und gesund. Stress dagegen lässt die Arterien eng werden und den Blutdruck ansteigen, und so nimmt die Belastung für die Arterienwände zu.

In Deutschland leiden sehr viele Menschen an einem arteriellen Hypertonus. Neulich stand ich in der Apotheke meines Vertrauens in der Warteschlange, vor mir waren drei Menschen älteren Semesters. Und tatsächlich erwarb jeder von ihnen Medikamente gegen Bluthochdruck, wie ich trotz des Diskretionsabstands erkennen konnte: Beta-Blocker, Calciumantagonisten und andere. Auch ich schlucke täglich einen Beta-Blocker, um meinen Blutdruck in Schach zu halten.

In einem Artikel in der *Deutschen Ärztezeitung* heißt es, dass in Deutschland 35 Millionen Menschen an einem arteriellen Hypertonus leiden. Man stelle sich vor: Fast jeder Zweite in Deutschland hat zu hohen Blutdruck, Kinder und Greise mitgerechnet. Dieser Druck belastet die Arterienwände, und zwar permanent. Er führt dazu, dass die Arterienwände mit der Zeit weniger flexibel und beweglich werden, sodass sich Fettkörper leichter an ihnen festsetzen können. Die

Deutsche Hochdruckliga empfiehlt, sanfte Musik zu hören, Entspannungsverfahren zu erlernen oder spezielle psychosomatische Therapien zu erproben – Maßnahmen, die sich langfristig dafür eignen, eine Blutdrucksenkung herbeizuführen.
Außerdem muss es ja nicht immer gleich die Psychotherapie sein. Es gibt nämlich auch die Möglichkeit, den Blutdruck durch Sport und Ernährung positiv zu beeinflussen. Ausführlich wurde bereits vor Junkfood und Fertiggerichten gewarnt, vor allem vor den darin enthaltenen Transfetten, die eine fortschreitende Arterienverkalkung direkt mitverursachen.
Nur der Form halber sei an dieser Stelle erwähnt, dass auch die beste Ernährung nichts nützt, wenn nach dem Essen die Zigarette zum Ritual wird. Durch das Inhalieren von Nikotin werden Stresshormone freigesetzt, die Arterienwände ziehen sich zusammen und der Blutdruck steigt. Zusätzlich werden durch die unzähligen Giftstoffe, die Raucher beim Inhalieren in sich aufnehmen, Unmengen von freien Radikalen freigesetzt. Sie schädigen die Zellen der Arterienwand, sodass die Fettpartikel leichtes Spiel haben und anhaften können. Die gute Nachricht: Wer mit dem Rauchen aufhört, senkt sein Herzinfarktrisiko bereits nach einem Jahr deutlich.

Arteriosklerose durch die Ernährung vorbeugen

In einer weltweiten Auswertung von Gesundheitsdaten aus 195 Ländern im Jahr 2017 wurden die Essgewohnheiten mit dem Auftreten von tödlichen Erbkrankheiten in Beziehung gebracht. Es wurde festgestellt, dass global eine »suboptimale« Ernährungsweise der wichtigste vermeidbare Risikofaktor für ein vorzeitiges Ableben infolge von hohem Blutdruck und Arteriosklerose neben ansteckenden Erkrankungen ist. Demnach sind 2017 elf Millionen Menschen durch oder unter Beteiligung von falscher Ernährung gestorben. In den industrialisierten Ländern wurden insbesondere zu hoher Kochsalzkonsum, zu geringer Konsum von Vollkornprodukten und ein zu geringer Anteil an pflanzlichen Produkten einschließlich Obst und Gemüse als Hauptursachen der Mehrheit der Todesfälle identifiziert. Konkret handelt es sich um den Konsum von weniger als 250 Gramm Obst täglich, weniger als 400 Gramm Gemüse, weniger als 150 Gramm Vollkornprodukte, weniger als 15 Gramm Nüsse oder Samen (das ist weniger als eine Handvoll).
Ausgesprochene Risikofaktoren für das Auftreten tödlicher Herz-Kreislauf- und Krebserkrankungen ist laut der globalen Auswertung der regelmäßige bis tägliche Konsum von mehr als 20 Gramm rotem Fleisch (Schwein, Rind, Lamm) und mehr als zwei Gramm bearbeiteter Fleischwaren (Wurst, geräuchertes oder gepökeltes Fleisch). Außerdem wurden mit Zucker versetzte Getränke als Risikofaktor identifiziert – Stichwort: Soft Drinks –, daneben eine zu geringe Kalziumzufuhr in Form von Milchprodukten, zu wenig ungesättigte Fettsäuren (insbesondere Omega 3) und der Konsum von frittierten und vorgefertigten Speisen.
Diese riesige Studie hat mithin bestätigt, was wir bereits wissen: Menschen, die sich ballaststoffarm mit viel Fleisch und Zucker ernähren, sterben früher als Menschen, die sich überwiegend pflanzlich mit Obst und Gemüse, Vollkornprodukten und Meeresfrüchten ernähren. Und zwar weltweit. Einmal mehr können wir feststellen: Man ernährt sich richtig, wenn man sich an der Mittelmeerdiät orientiert.

Herzinfarkt und Schlaganfall – Notfall im Kreislaufsystem

Die Ursache für einen Herzinfarkt ist meist eine koronare Herzerkrankung, also die Arteriosklerose der Herzkranzgefäße, die den hart arbeitenden Herzmuskel ununterbrochen mit Sauerstoff versorgen. Wenn die Herzmuskulatur schlecht durchblutet wird, entstehen Warnsymptome: ein Engegefühl in der Brust, Atemnot oder Übelkeit.

Herzinfarkte entstehen durch den Verschluss eines Herzkranzgefäßes, von denen wir drei besitzen. Durch die Mangeldurchblutung sterben Herzmuskelzellen ab. Je mehr vom Herzmuskel untergeht, desto schlechter wird er später funktionieren. Im schlimmsten Fall kommt es zu einem tödlichen Herzstillstand. Mehr als 20 Prozent aller Todesfälle in Deutschland werden durch einen solchen Herzinfarkt verursacht. Wenn der Patient sehr schnell in eine Klinik eingeliefert wird, kann der Herzmuskel vor dem Untergang bewahrt werden. Die Durchblutung kann dann entweder durch einen Katheter, der die Gefäße weitet, oder eine Bypassoperation wieder in Gang gesetzt werden.

Schlaganfall – häufigste Ursache für Behinderungen

Ähnlich verhält es sich beim Schlaganfall. Nach Herzinfarkt und Krebserkrankungen ist der Schlaganfall zwar »nur« die dritthäufigste Todesursache in unseren Breiten, dafür handelt es sich bei ihm jedoch um die häufigste Ursache für Behinderungen. Mehr als 250 000 Menschen erleiden in Deutschland jedes Jahr einen Schlaganfall – nicht nur die Alten und ganz Alten, auch junge Menschen können einen Schlaganfall erleiden, und das ist gar nicht so selten.

Was passiert bei einem Schlaganfall? Das Gehirn braucht, um optimal funktionieren zu können, sehr viel Sauerstoff und Energie. Und die kommt nicht aus der Steckdose, sondern aus unseren Nahrungsmitteln. Die abrupte Durchblutungsstörung des Gehirns durch einen Schlaganfall, bei dem wichtige, hirnversorgende Arterien verstopfen, erzeugt einen Mangel an Sauerstoff und Nährstoffen, und das betroffene Hirnteil stirbt ab.

Die Symptome treten, wie der Name schon sagt, schlagartig auf, von einem Atemzug zum anderen. Der Arm fällt beim Trinken herunter, die Tasse fällt zu Boden, es kommt zu einer Halbseitenlähmung, der Mund hängt schief und das Bein knickt ein. Oder man bringt mitten im Satz plötzlich kein Wort mehr heraus, weil das Sprachzentrum schlecht durchblutet ist. Und wehe, wenn es durch den Sauerstoffmangel zerstört wird. Dann droht eine Aphasie, es fallen einem die Wörter nicht mehr ein und man versteht häufig noch nicht einmal, was gesagt wird – das Kommunikationszentrum ist ausgefallen. Ein fürchterlicher Zustand, denn ansonsten ist man bei klarem Verstand.

Zu den weiteren Symptomen eines Schlaganfalls können ein plötzlicher taumelnder Gang zählen, das Sehen von Doppelbildern oder abrupt einsetzende, in dieser Intensität nie dagewesene Kopfschmerzen. Eine andere wichtige Ursache für Schlaganfälle ist auch das Vorhofflimmern.

Herzinfarkt und Schlaganfall vorbeugen

Die Gefahr, an einem Herzinfarkt zu sterben, ist groß. Wenn man jedoch die Akutphase lebend überstanden hat und gut rehabilitiert ist, stehen die Chancen gut, wieder ein normales Leben führen und sogar in den Arbeitsalltag zurückkehren zu können.

Beim Schlaganfall ist es umgekehrt. Natürlich gibt es den tödlichen Schlaganfall, bei dem man umfällt und schnell verstirbt. In den meisten Fällen jedoch wird der Schlaganfall überlebt. Zurück bleiben die Folgen der Hirnschädigung mit Halbseitenlähmung und Sprachstörung – und ein Mensch, der lange Zeit mit einer Behinderung leben muss.

Das britische National Institute for Health and Care Excellence hat Empfehlungen zur Prävention von Herzinfarkten und Schlaganfällen und für die Zeit danach herausgegeben. Im Vordergrund stehen Faktoren des Lebensstils:

1. Tägliche Bewegung von mindestens 20 bis 30 Minuten
2. Nicht rauchen
3. Mediterrane Diät: Vollkornbrot, Obst und Gemüse, Fisch, wenig Fleisch, gar keine Butter und wenig bis kein Käse, stattdessen Brotaufstriche auf pflanzlicher Basis
4. Mindestens sieben Gramm Omega-3-Fettsäuren pro Woche. Bei Patienten, die gerade einen Herzinfarkt überstanden haben, wird drei Monate lang die zusätzliche Einnahme von Fischölkapseln empfohlen. Danach ist die Nahrungsumstellung auf mediterrane Kost ausreichend für die Versorgung mit Omega-3-Fettsäuren.
5. Regulierung des Körpergewichts – falls notwendig mit professioneller Hilfe. Zu viele Kilos auf den Rippen sind mit einem häufigeren Auftreten von Herzinfarkt und Schlaganfall verbunden. Gründe dafür sind eine Zunahme der Risikofaktoren für Bluthochdruck und Diabetes. Als Übergewicht gilt ein Body-Mass-Index von >30. Wem es gelingt, den BMI auf 26 oder 27 zu drücken, der senkt sein Risiko von Bluthochdruck, Diabetes, Herzinfarkt und Schlaganfall deutlich. Auch das böse LDL-Cholesterin wird beim Abnehmen reduziert.

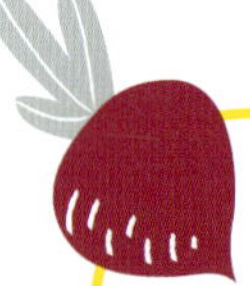

Jeder Schlaganfall ist ein Notfall

Beim Schlaganfall heißt es, schnell handeln und sich in ein Krankenhaus mit spezieller Schlaganfallstation, einer sogenannten Stroke Unit, einliefern lassen. Dort können die Gerinnsel in den verschlossenen Arterien mit einem Medikament aufgelöst oder auch mit einem Katheter abgesaugt werden. Häufig sind die Patienten danach wieder ganz gesund oder haben nur leichte Einschränkungen. Diese sensationelle Behandlung ist jedoch nur innerhalb von vier Stunden nach Beginn des Schlaganfalls möglich. Also keine Zeit verlieren und so schnell wie möglich die 112 anrufen, wenn Schlaganfallsymptome wie die auf S. 53 beschriebenen auftreten.

6. Zusätzlich wird empfohlen, den Alkoholkonsum auf zwei Drinks täglich für Männer und einen Drink für Frauen zu reduzieren.

Der Faktor Kochsalz

Im Tagesdurchschnitt nehmen die Männer in Deutschland täglich zehn Gramm Kochsalz, die Frauen sechs Gramm zu sich. Damit überschreiten sie die Empfehlungen der Deutschen Gesellschaft für Ernährung, täglich nicht mehr als fünf Gramm Kochsalz zu verzehren. Denn zu viel Salz führt zu hohem Blutdruck.

Wie kommt es dazu? Kochsalz wird von unserem Körper dringend gebraucht – es bindet Wasser im Gewebe, ohne Salz könnte unser Kreislauf nicht funktionieren. Die Flüssigkeit, die wir aufnehmen, würde wieder aus dem Kreislauf ausgeschieden. Deshalb war bereits in grauer Vorzeit Speisesalz eine wertvolle Handelsware. Ich wohnte während meiner Lübecker Zeit in der Nähe des Klinikums außerhalb der Stadt an der Alten Salzstraße. Schon im 12. Jahrhundert wurde das wertvolle Salz aus den Lüneburger Salzbergwerken in die Hansestadt Lübeck transportiert, um von dort mit der Hanse als kostbare Fracht im gesamten Ostseeraum verteilt zu werden. Heute wird Salz zum großen Teil im Tagebau in den USA, Südamerika und Afrika gefördert, ein kleinerer Teil stammt aus dem Meerwasser. Auch in Frankreich und Portugal wird Salz gewonnen: In der Camargue etwa oder in der Algarve findet man an der Küste riesige Salzgewinnungsanlagen.

Eine Haupteigenschaft von Salz besteht darin, Flüssigkeit zu binden. Wenn man zu wenig trinkt und gleichzeitig viel Salz ins Essen streut, wird den Körperzellen Flüssigkeit entzogen und wir bekommen Durst. Wenn wir viel trinken, um den Flüssigkeitsverlust auszugleichen, steigt auch die Menge der zirkulierenden Flüssigkeit im Körper, wodurch wiederum der Blutdruck steigt. Umgekehrt wissen wir aus wissenschaftlichen Studien, dass der Blutdruck sinkt, wenn der Mensch wenig Salz zu sich nimmt. Also: Salz ist lebenswichtig, aber zu viel Salz ist nicht gut für den Blutdruck.

Weniger Schlaganfälle bei Salzreduktion

In einer umfangreichen US-amerikanischen Studie wurde untersucht, ob eine Blutdruckregulierung allein durch eine Ernährungsumstellung möglich ist. Die Teilnehmer der Studie sollten sich mediterran ernähren, also mit Obst, Gemüse, Vollkornprodukten, Fisch, Nüssen und Geflügel. Kein rotes Fleisch, keine Süßigkeiten, keine gesüßten Getränke. Eine Kontrollgruppe aß so weiter wie bisher. In beiden Gruppen wurde der Salzgehalt in der Ernährung für drei Wochen entweder auf einem niedrigen oder einem hohen Niveau gehalten. Bei den Teilnehmern, die zu Studienbeginn einen zu hohen Blutdruck hatten, fiel der systolische Blutdruck bei einem Ausgangswert von ≥150 mmHg im Schnitt um 20 mmHg, also auf Normalwerte, sobald sie ihren Salzkonsum auf etwa ein Gramm senkten und sich an die Mittelmeerdiät hielten. Dieser Effekt ist enorm und größer, als es manch blutdrucksenkendes Medikament zustande bringt. Diejenigen, die die Ernährungsumstellung über einen längeren Zeitraum durchführten, verloren außerdem an Gewicht, was auch automatisch den Blutdruck senkte.

Auf die Gefahr hin, mich zu wiederholen: Essen Sie Gemüse unterschiedlichster Art und Farbe (das Auge isst mit), verzehren Sie Bohnen, täglich Obst, Vollkornprodukte, Couscous, Polenta, Gerste. Dazu mageres Fleisch, Fisch, Eier, Nüsse, fettreduzierte Milch, mageren Joghurt und fettreduzierten Käse. Vergessen Sie ebenfalls nicht, ausreichend Flüssigkeit zu sich zu nehmen, am besten Wasser oder Tee. Zurückhaltung ist geboten bei Zucker, Wurst, Butter, fettem Fleisch und Alkohol. Und bei Kochsalz.

Demenz – eine Erkrankung, die zunimmt

Fast alle Menschen haben das Ziel, alt zu werden. Doch dieses Ziel lohnt sich natürlich nur, wenn wir das Alter bei vollem Verstand erleben und in der Lage sind, unsere Umgebung bewusst wahrzunehmen.

Beunruhigende Zahlen

Tatsächlich werden die Deutschen immer älter, gleichzeitig aber steigt auch der Anteil alter Menschen mit Demenz. Laut der Deutschen Alzheimer Gesellschaft leben in Deutschland zurzeit 1,6 Millionen demente Menschen, die meisten von ihnen sind von einer Alzheimer-Demenz betroffen. Die Wahrscheinlichkeit, an einer Demenz zu erkranken, steigt mit dem Lebensalter: Fünf bis zehn Prozent aller Menschen über 65 und 30 bis 40 Prozent der Menschen über 80 leiden an einer Demenz. Die Häufigkeit der Demenzerkrankung verdoppelt sich im Alter alle vier bis fünf Jahre.

2019 gab es 300 000 Neuerkrankungen, und da die Sterbefälle vergleichsweise gering ausfallen, nimmt die Zahl der Demenzerkrankten jedes Jahr zu. Wenn es in naher Zukunft keinen Durchbruch bei der Vorbeugung und Therapie der Krankheit gibt, steuern wir bis zum Jahr 2050 auf eine Verdoppelung bis Verdreifachung der pflegebedürftigen Demenzkranken zu.

Was ist Demenz?

Demenz ist eine Hirnerkrankung, bei der Nervenzellen zerstört werden und das Gehirn schrumpft. Besonders die höheren Hirnleistungen verschwinden krankheitsbedingt, vor allem Gedächtnis, Orientierung, Sprache, Lernen, Planen und Wiedererkennen von Objekten. Ferner kommt es zu einer Herabsetzung der sozialen Fähigkeiten und des emotionalen Erlebens. Jeder, der mit Demenzkranken zu tun hatte, weiß, wie weh es tut, wenn ein Angehöriger seine Verwandten nicht mehr erkennt und abgekapselt in seiner eigenen Welt lebt. Besonders betroffen machen Verhaltensauffälligkeiten mit motorischer Unruhe, Wutausbrüchen und Aggressivität, die sich häufig gegen die pflegenden Angehörigen richten.

Weit mehr als die Hälfte aller Demenzerkrankungen sind durch die Alzheimer-Erkrankung bedingt, benannt nach Aloys Alzheimer, einem Frankfurter Nervenarzt, der 1905 erstmals im Mikroskop die typischen Ansammlungen von Eiweiß-Abbauprodukten in der Hirnrinde einer dementen Patientin entdeckte. Sie lagern sich zwischen den Hirnzellen ab, wodurch die Kommunikationswege von Nervenzelle zu Nervenzelle zerstört werden. Heute versucht man, durch eine Impfung gegen die Ablagerungen vorzugehen – erste Erfolge zeichnen sich am Horizont ab.

Die zweithäufigste Ursache für Demenz sind Durchblutungsstörungen des Gehirns, vor allem nach Schlaganfällen. Ferner gibt es einige chronische Hirnerkrankungen, bei denen das Gehirn so stark in Mitleidenschaft gezogen wird, dass der Betroffene die Symptome einer Demenz aufweist.

Die Alzheimer-Demenz wird oft als schicksalhafte Erkrankung betrachtet, doch gibt es auch einige Risikofaktoren. Der hauptsächliche Risikofaktor ist unser Lebensalter: Je älter wir werden, desto größer wird die Wahrscheinlichkeit, an einer Demenz zu erkranken. Auch ein geringer Bildungsstand und fehlendes geistiges Interesse schaden unserem Gehirn. Ähnlich wie beim Muskeltraining schrumpft das Gehirn, wenn es nicht regelmäßig trainiert wird.

Doch auch unsere Ernährung spielt eine Rolle. Gefährdete Hirnzellen können durch eine bewusste Ernährung vor dem Untergang gerettet werden. Insbesondere Antioxidantien in Form von Gemüse, Früchten und ungesättigten Fettsäuren schützen unser Gehirn. Das betrifft nicht nur ältere, sondern auch junge Menschen, die ihre geistige Gesundheit möglichst lange erhalten möchten.

Die Amerikanische Alzheimer-Gesellschaft hat eine spezielle Diät zur Vorbeugung von Demenz entwickelt. Sie enthält einen hohen Anteil an Antioxidantien und Ballaststoffen und senkt so Entzündungsvorgänge im Gehirn und bekämpft freie Radikale.

Mit der MIND-Diät gegen Alzheimer-Demenz

Studien haben gezeigt, dass durch die sogenannte MIND-Diät der Ausbruch einer Demenz um mindestens sieben Jahre hinausgezögert werden kann. Gegessen wird bei der MIND-Diät nach dem Muster der mediterranen Kost: Gemüse, Hülsenfrüchte, Obst und, so oft es geht, Erdbeeren, Blaubeeren oder Himbeeren. Dazu Nüsse, Nüsse und nochmals Nüsse – in möglichst verschiedenen Sorten. Cashewkerne beispielsweise sind besonders gut fürs Gehirn. Außerdem verzehrt werden sollen Olivenöl, Fisch und vielfältige Vollkornprodukte.

Dagegen wird empfohlen, den Käsekonsum zu reduzieren, also nur einmal pro Woche Käse zu genießen. Das ist für viele, die bereits auf Fleisch und Wurst verzichten, ein großes Opfer. Doch wer geistig und körperlich gesund bleiben will, sollte auf gesättigte Fettsäuren weitestgehend verzichten. Käse besitzt einen hohen Anteil an diesen für das Herz-Kreislauf-System und das Gehirn schädlichen Fetten. Eine Möglichkeit, den Konflikt zwischen Verlangen und Vernunft abzumildern, bietet fettreduzierter Käse.

Verboten im Rahmen der MIND-Diät sind ferner rotes Fleisch (Rind, Schwein oder Lamm), außerdem Frittiertes und Süßigkeiten. Vor allem die süßen Zusätze im Junkfood sollten strikt gemieden werden.

Viel Acetylcholin = wenig Demenz

Der einzige Wirkstoff, der bis dato als Medikament gegen Demenz zugelassen ist, stammt aus der Gruppe der Cholinesterasehemmer. Er sorgt dafür, dass der Botenstoff Acetylcholin im Bereich der Informationsverarbeitung in einer hohen Konzentration vorhanden bleibt, damit sich die Demenzkranken besser erinnern und auch Zusammenhänge schneller erfassen können.

Leider kann Acetylcholin nicht mit der Nahrung aufgenommen werden. Dafür jedoch

seine Vorstufe, das Cholin, das aus der Nahrung über den Darm in das Gehirn weitertransportiert wird. Es ist erwiesen, dass cholinhaltige Nahrung die Acetylcholinproduktion im Gehirn erhöht. Besonders viel Cholin ist in Eiern enthalten. Weitere Cholinquellen sind Milch und Austern. Gut – Austern gibt es bei mir auch nicht jeden Tag, aber warum nicht mindestens zweimal pro Woche ein Frühstücksei? Denn entgegen der landläufigen Meinung erhöhen zwei Eier pro Woche nicht den Cholesterinspiegel.
Auch die folgenden Lebensmittel weisen einen hohen Cholinanteil auf (Angaben in Milligramm pro 100 Gramm): Pilze: 16,9 Milligramm, Nüsse: 30 Milligramm, Artischocken: 34 Milligramm, Brokkoli: 40,1 Milligramm, Makrele: 60 Milligramm. Doch ist das Frühstücksei mit 300 Milligramm der eindeutige Sieger.

Krebserkrankungen – tückisch und weitverbreitet

Krebs ist eine Volkskrankheit. Laut Statistischem Bundesamt erkrankt beinahe jeder zweite Deutsche im Laufe seines Lebens mindestens einmal an Krebs, und jedes Jahr sterben in Deutschland etwa 250 000 Menschen an dieser tückischen Erkrankung. Allerdings sind wir dem Krebs nicht hilflos ausgeliefert. Experten schätzen, dass fast die Hälfte aller Krebsfälle durch einen gesunden Lebensstil vermieden werden könnte.
Denn entgegen der allgemeinen Annahme sind nur zehn Prozent aller Krebsfälle erblich bedingt. Die Hauptrisikofaktoren von Krebserkrankungen in unserer Gesellschaft sind Rauchen, mangelnde Bewegung, Übergewicht und eine falsche Ernährung. Hinzu kommen der Umgang mit Chemikalien, insbesondere denen in unseren Nahrungsmitteln, und übermäßiger Alkoholkonsum.
Je älter wir werden, desto höher ist das Krebsrisiko. Und umso wichtiger ist es, mit Beginn der Rente nicht den ganzen Tag in Pantoffeln zu Hause herumzuschlurfen, sondern einen geregelten Tagesablauf mit Sport, guter Ernährung und ausgedehnten Spaziergängen zu organisieren, das Rauchen endgültig einzustellen, gemeinsam gut zu kochen und kulturelle Veranstaltungen zu besuchen.

Ein Fall aus der Praxis

Wie wichtig die Ernährung in der Krebstherapie ist, durfte ich bereits früh in meinem Arztdasein erfahren:

Als ich – ich war damals noch sehr jung – die letzte Prüfung des Staatsexamens hinter mich gebracht hatte und aus dem Heidelberger Klinikum trat, um mein Fahrrad aufzuschließen, kam ein Herr mit grauem Anzug und Schlips auf mich zu. »Ich möchte nicht stören, aber wir wissen, dass Sie mit dem heutigen Tag Ihre Zulassung zum Arzt erhalten haben. Wir brauchen Ihre Hilfe.«
Eigentlich wollte ich entspannt in die Altstadt radeln, in meiner Wohngemeinschaft ein Glas Wein trinken und mit meiner Freundin anstoßen. Doch nun stand dieser Mann vor mir. »Wir

brauchen Sie«, sagte er eindringlich. »Ich vertrete ein Sanatorium im Odenwald, und unser verehrter Chefarzt ist plötzlich verstorben. Wir sind ein ganzheitliches Sanatorium, das sich um psychosomatische Ernährungsprobleme unserer Patienten kümmert. Der Schwerpunkt liegt auf Krebserkrankungen. Um unsere Zulassung nicht zu verlieren, benötigen wir einen Arzt als Leiter. Bitte kommen Sie vorübergehend zu uns, maximal vier Wochen, bis dann haben wir eine Lösung gefunden.« Ich hatte damals völlig andere Pläne. Meine Freundin und ich wollten nach Berlin, wo uns die kulturellen Angebote lockten. Damals gab es noch keine Handys, ich konnte mir also schlecht seine Nummer geben lassen und sagen, ich rufe zurück, um genau dies dann nicht zu tun. Also überlegte ich, am Fahrrad stehend. Schließlich sagte ich: »Wenn ich bezahlt werde wie ein Klinikleiter, warum nicht – wann soll ich anfangen?«

So kam es, dass ich für vier Wochen Leiter einer anthroposophischen Klinik wurde und kaum drei Tage nach meinem Staatsexamen in einem Konferenzraum des Sanatoriums im Odenwald saß, umgeben von Verwaltungsleuten, Physiotherapeuten sowie den Schwestern und Pflegern. Die vier Wochen sollten eine der wertvollsten Zeiten in meinem Leben werden, in der ich unglaublich viel lernte.

Jeder Patient, der in die Klinik aufgenommen wurde, musste von einem Arzt untersucht und beraten werden – und das war ich. Ich liebte die Aufnahmegespräche. Es kamen Menschen zu mir, die wirklich Hilfe und Unterstützung suchten: Frauen nach einer Brustkrebsoperation, mit Beziehungssorgen und starken Ängsten, Männer mit künstlichem Darmausgang nach einer Darmoperation, Leukämiekranke nach intensiver Zytostatikabehandlung. Meine Unerfahrenheit wurde von den versierten Therapeuten wohlwollend toleriert, wahrscheinlich sah man, wie gern ich dort war und die notwendigen Verordnungen verschrieb: Gruppentherapie, psychologische Beratung, Krankengymnastik, Bäder – und eine sogenannte tumorfeindliche Diät. Letzteres kam mir zu Beginn seltsam vor. Was verbarg sich hinter diesem Begriff?

Schließlich ging ich in die Küche des Sanatoriums, um es herauszubekommen. Eine freundliche Köchin erklärte es mir. Die tumorfeindliche Diät bestand aus Gemüse, Kohl, Brokkoli und Tomaten, außerdem Obst und Beeren. Ab und zu gab es auch ein großes Stück Fleisch, meist Rind, aber auch Lamm oder Geflügel. Krebszellen dürfen nicht viel Zucker essen, lernte ich. Ein anderes Motto lautete: Der Krebs muss ausgehungert werden. Und dieses Motto gilt bis heute.

Krebszellen mögen keine mediterrane Kost

Bis heute entsprechen die Empfehlungen der Deutschen Gesellschaft für Ernährung zur Vorbeugung von Krebs der Mittelmeerdiät: eine vielseitige Ernährung, vor allem mit pflanzlichen Lebensmitteln. Mehrmals täglich Obst und Gemüse. Vollkornprodukte. Wenig bis kein rotes Fleisch und bearbeitete Fleischprodukte. Wenig Zucker und Salz. Mindestens anderthalb Liter ungesüßte Getränke täglich. Alkohol nur gelegentlich. Das Essen schonend zubereiten, bei möglichst niedrigen Temperaturen, mit wenig Fett oder Wasser. Ganz wichtig: sich Zeit zum Essen nehmen und es genießen. Täglicher Sport und Bewegung. Sehr lesenswert und wichtig im Hinblick auf dieses Thema ist übrigens auch das Buch *Krebszellen mögen keine Himbeeren* von Richard Béliveau.

Nahrungsergänzungsmittel – eine Verheißung?

Die Werbung preist uns im Fernsehen oder in den sozialen Netzwerken vermehrt Substanzen an, die eine Verlängerung der Lebensspanne und eine Steigerung der Leistungsfähigkeit verheißen. Sind die sogenannten Nahrungsergänzungsmittel wirklich hilfreich oder gar notwendig?

Schließlich sind in einer ausgewogenen Ernährungsweise all jene Stoffe vorhanden, die der Körper braucht, um seine Zellen optimal zu versorgen. Trotzdem gibt es einige Produkte auf dem Markt, die in aller Munde sind. Ich kann hier nicht alle erwähnen, zwei von ihnen sollen aber doch beispielhaft vorgestellt werden.

Coenzym Q10 – der sagenhafte Jungbrunnen

Wer im Internet nach dem Quell ewiger Jugend sucht, stößt unausweichlich auf das Coenzym Q10, das als das Anti-Aging-Produkt schlechthin beworben wird. Was steckt dahinter? Coenzym Q10 spielt eine große Rolle im Energiehaushalt des Organismus, fängt aber auch freie Radikale weg und ist somit ein starkes Antioxidans – mit all seinen positiven und tatsächlich lebensverlängernden Eigenschaften. In seiner Struktur ähnelt es dem Vitamin K; es zählt jedoch nicht zu den Vitaminen, weil es nicht essenziell ist, der menschliche Körper Coenzym Q10 also selbst produzieren kann. Er tut dies auch, und zwar in jeder Zelle. Ein Mangel an Coenzym Q10 kommt daher praktisch nicht vor, zumal wir es auch noch massenhaft über unsere Ernährung aufnehmen.

Allerdings muss auch gesagt werden, dass ab einem Alter von 55 Jahren die körpereigene Produktion von Coenzym Q10 nachlässt. Bei einem 80-Jährigen liegt der Q10-Gehalt der Herzmuskelzellen um 50 Prozent unter dem eines 50-Jährigen. Ob die zusätzliche Einnahme von Q10 dagegen hilft, ist wissenschaftlich nicht erweisen.

Darüber hinaus gibt es auch ein Problem mit dem Coenzym Q10: Die erwähnte strukturelle Ähnlichkeit mit Vitamin K. Vitamin K spielt bei der Blutgerinnung eine wichtige Rolle. Bei bestimmten Herzerkrankungen oder Thrombosen in den Beinvenen muss das Blut verflüssigt werden, um Gerinnsel zu verhindern. Antikoagulation nennt man das. Bestimmte Antikoagulantien verflüssigen das Blut, indem sie Vitamin K und damit die Gerinnung hemmen. Wenn nun jedoch jede Menge Coenzym Q10 im Blut unterwegs ist, funktioniert die Blutgerinnungshemmung nicht mehr so gut. Außerdem kann eine Überdosierung von Q10 Durchfall und Übelkeit verursachen.

Arginin – die Power-Aminosäure

Folgender Text ist der Online-Anzeige eines Unternehmens entnommen, das Arginin in Tablettenform vertreibt: »Für alle, die immer 100 Prozent geben wollen! In der heutigen Zeit wachsen die täglichen Herausforderungen. Wir wollen im Job erfolgreich sein, es beim Sport dem besten Freund mal so richtig zeigen und ganz nebenbei ein ausgefülltes, glückliches Familienleben führen.« Das gilt anscheinend vor allem für Männer, denn: »Die gesellschaftliche Anerkennung ist vielen Menschen wichtig – gerade Männer setzen sich häufig selbst unter Druck, da sie oft leistungsbezogener sind als Frauen.«

Aus persönlicher wie medizinischer Sicht halte ich den Anspruch, immer 100 Prozent zu geben, keine Schwäche zu zeigen, stets besser zu sein als mein Nächster und selbst in Bezug auf mein Sexualleben leistungsbezogen zu denken, für hochproblematisch. Warum sollte ich keine Schwächen zeigen dürfen und sagen, wo meine Grenze erreicht ist? Spüre ich mich dann überhaupt noch?

Zugegeben: Es ist nicht falsch, was in der Anzeige steht. Unser Körper benötigt Aminosäuren, sie sind wesentliche Bausteine der Proteine, die uns leistungsfähig machen. Arginin ist eine Aminosäure, und dazu noch eine ganz besondere. Sie schleust Stickstoff in unseren Stoffwechsel ein und ist damit maßgeblich an der Herstellung von Stickstoffmonoxid beteiligt, einem der kleinsten und wunderlichsten Botenstoffe des menschlichen Körpers.

Stickstoffmonoxid sorgt unter anderem dafür, dass sich unsere Arterien weiten. Das ist von Vorteil, wenn man an Arteriosklerose leidet und kurz vor dem Herzinfarkt oder Schlaganfall steht – oder Erektionsstörungen hat. Wenn das Glied sich nicht regt, obwohl eine Erektion gerade dringend erwünscht ist, sind häufig verstopfte Arterien schuld, die den Penis nicht mehr mit Blut versorgen können. Die häufigste Ursache für Erektionsstörungen ist Arteriosklerose aufgrund von Diabetes, Nikotinmissbrauch und Bluthochdruck. Stickstoffmonoxid wiederum weitet die Arterien. Und da Stickstoffmonoxid aus Arginin entsteht, ist der Umkehrschluss richtig, dass Arginin die Durchblutung und damit unsere Leistungsfähigkeit fördert. Bodybuilder beispielsweise nehmen Arginin zum Muskelaufbau zu sich, um die Durchblutung der Muskulatur zu steigern.

Die Frage ist jedoch, ob wir nicht auch durch unsere normale Ernährung genug Arginin zu uns nehmen können. Besonders viel Arginin etwa ist in diversen Sojaprodukten, Erdnüssen, Hülsenfrüchten und Leinsamen enthalten.

Zum guten Schluss

Jeder möchte zwar möglichst lange leben, es kann aber nicht unser Ziel sein, den 95. Geburtstag mit schweren Gebrechen und pflegebedürftig im Altersheim zu feiern. Wichtiger noch als die pure Lebensspanne ist eine möglichst lange Zeit, in der wir gesund und aktiv bleiben können.

Wir sollten uns in keiner falschen Sicherheit wiegen: Es ist nicht die Vererbung, die darüber bestimmt, ob wir gesund alt werden. Der Satz: »In meiner Familie sind alle uralt geworden« ist keine Garantie dafür, dass wir das auch werden, und dann auch noch ohne allzu große körperliche und/oder geistige Einschränkungen. Unser Lifestyle, also die Art, wie wir leben, bestimmt stark mit, in welchem Zustand wir welches Alter erreichen.
Es zieht sich wie ein roter Faden durch dieses Buch: Wir werden gesund alt, wenn wir uns viel körperlich bewegen und uns ausgewogen ernähren, im Sinne einer mediterranen Kost mit vielen Ballaststoffen und Vitaminen. Ferner sollten wir eine ausreichende Menge an ungesättigten Fettsäuren zu uns nehmen und den Fleischkonsum reduzieren. Auf stark verarbeitete Wurstwaren, Fast Food und Fertiggerichte sollten wir ganz verzichten.
Spannend ist, dass mit modernen molekularbiologischen Methoden der Alterungsprozess anhand der Telomerlänge mit großer Treffsicherheit vorhergesagt werden kann. Welche Lebensspanne bleibt noch, inwieweit müssen schwerwiegende Alterskrankheiten erwartet werden? Die Forschung der Nobelpreisträgerin Elizabeth Blackburn zeigt, dass eine mediterrane Ernährungsweise molekularbiologische Abbauprozesse wieder rückgängig machen kann. Stress, Angst und Depression hingegen verkürzen die Telomere und damit auch unsere Lebenserwartung.
Wenn Menschen in den Blauen Zonen auf Sardinien, in der Ägäis, auf den japanischen Okinawa-Inseln, im kalifornischen Loma Linda oder auf der Halbinsel Nicoya in Costa Rica besonders alt werden, bedeutet dies gleichzeitig, dass diese Menschen die Zivilisationskrankheiten Herzinfarkt, Schlaganfall, Demenz und Krebs im Griff haben. Was haben die Menschen auf diesen Inseln der Langlebigkeit gemeinsam, und was unterscheidet ihre Lebensweise von unseren Gewohnheiten?
Es sind körperliche Bewegung und Arbeit bis ins hohe Alter, eine gesunde, überwiegend pflanzliche Ernährung und ein intaktes Gemeinschaftsleben. Wir alle sind soziale Wesen, gemeinsames Essen, Feste feiern, sich bei einem Espresso vor der Haustür mit seinem Nachbarn austauschen – das macht

unsere Lebensweise aus, besonders in Gesellschaften, in denen es keine Seltenheit ist, 100 Jahre alt zu werden.
Leider ist es bei uns nach wie vor üblich, mit 65 in Rente zu gehen, obwohl die zukünftigen Rentner immer noch wach sind und vor Kraft strotzen. Die Generationen leben getrennt, wenn Alterskrankheiten kommen, dann geht es ab in ein Alters- oder Pflegeheim. Das ist in den Hotspots der Hundertjährigen undenkbar – der alte Mensch bleibt immer ein Teil der Gemeinschaft.

Die Freude am Leben wirkt lebensverlängernd

Ich schreibe dieses Resümee im ausklingenden Corona-Jahr 2020. Niemals hätte ich es für möglich gehalten, wie sehr ich es vermisse, mich mit Freunden zu treffen, in ein Restaurant zu gehen, Vortragsveranstaltungen und Konzerte zu besuchen oder regelmäßig im Fitnessstudio zu trainieren. Dies ist hoffentlich nur eine vorübergehende Einschränkung unserer sozialen Kontakte, denn ich bin mir sicher: Der Mensch ist ein soziales Wesen, Einsamkeit macht krank und lässt uns schneller altern.
Ein auf den Okinawa-Inseln üblicher Begriff beeindruckt mich besonders: Ikigai, das Gefühl, etwas zu haben, für das es sich lohnt, morgens aufzustehen, oder auch der Inhalt, mit dem das Leben ausgefüllt wird. Ein großartiger Gedanke, die Freude am Leben, fernab von Konsum, Medienbeschallung und familiären Konflikten einfach nur froh und zufrieden sein. Es ist dieses Gefühl der Stimmigkeit mit Umgebung und Körper, das uns guttut und länger leben lässt.
Im kalifornischen Loma Linda lebt eine Gemeinschaft von Adventisten. Neben den religiösen Inhalten ist es ihr Ziel, ohne Alkohol, Nikotin und Kaffee auszukommen. Angesichts der wissenschaftlich erhobenen Daten wird klar, dass wesentlich weniger Krebserkrankungen, Arteriosklerose und Demenz sowie eine verlängerte Lebenserwartung dabei herauskommen würden, verfolgten wir alle dieses Ziel. Auch dieser grundsätzliche Gedanke bewegt mich: dass der menschliche Körper ein göttliches Geschenk ist, das mit Respekt zu bewahren und zu erhalten ist.

Auf zur praktischen Umsetzung!

Für mich ist dieses Buch ein Kochbuch, und ich habe mich mit den bisherigen Ausführungen und Ernährungsempfehlungen lediglich bemüht, ein wissenschaftliches Fundament für den folgenden Rezeptteil zu schaffen. Mit diesen Rezepten können Sie die Theorie nun in die Praxis umsetzen und quasi vom Lesesessel in den Kochtopf befördern.
Ich bin sehr froh, dass die Koch- und Ernährungsexpertin Rose Marie Donhauser mit aufregenden und sinnlichen Rezepten dafür sorgt, dass dieses Projekt nicht zu wissenschaftslastig wird. Essen muss Spaß machen, und auch der Weg zum Alter muss ein sinnliches und nicht ein mit Regeln und Verboten gepflastertes Erlebnis bleiben.

Ohne Nachhaltigkeit geht es nicht

Ein vernünftiges und gesundes, unser Leben verlängerndes Essen muss auch nachhaltig sein. Unsere Supermärkte geben sich viel Mühe, es sind mittlerweile zahlreiche Gütesiegel und Bio-Bewertungen auf den Verpackungen zu finden. Ich plädiere dafür, sich beim Einkaufen die Etiketten mit den Zusatzstoffen und Herkunftsländern genau anzuschauen. Avocados aus Gegenden, in denen der Grundwasserspiegel durch die riesigen Avocadoplantagen so drastisch gesunken ist, dass ganze Landstriche veröden, sind problematisch. Obwohl Avocados unvorstellbar viele Stoffe enthalten, die uns guttun – schon allein die ungesättigten Fettsäuren sind enorm wertvoll –, sollten Sie sich beim Kauf gut informieren. Es gibt sie auch aus EU-Ländern ohne lange Transportwege und ohne durch ihren Anbau erzeugte Umweltkatastrophen.

Im Winter können wir heute sogar Blaubeeren aus Südamerika kaufen – was allerdings keine so gute Idee ist, denkt man dabei auch an den Transportweg von mehr als 10 000 Kilometern. Ferner braucht man sich nur im Internet schlau zu machen, um festzustellen, dass diese Produkte aus Übersee bis zum Rand mit Chemikalien, Pestiziden, Fungiziden & Co. belastet sind. Sie würden ohne diese Zusätze den Transport wahrscheinlich nur als faulige Masse überstehen.

Bitte denken Sie an die sardischen Bergbauern, deren Nahrungsmittel in der allernächsten Umgebung wachsen – sie warten nicht auf die in Kühlcontainern eingeflogenen Beeren aus exotischen Regionen der Welt. In unserem Bio-Laden hängt ein Plakat, auf dem steht: »saisonal und regional«. Ein wunderbares Motto. Die Amerikanische Alzheimer Gesellschaft hat ausdrücklich vor mit Pflanzengiften kontaminierten Nahrungsmitteln gewarnt, da der Verdacht besteht, dass diese Stoffe Hirnabbauprozesse beschleunigen. In den Blaubeeren aus Übersee wurden in Analyselabors bis zu sechs unterschiedliche Pestizide nachgewiesen. Sie können Ihr Müsli im Winter auch mit eingefrorenen und aufgetauten einheimischen Früchten aufpeppen, das schmeckt durch das gute Gewissen gleich doppelt so köstlich.

Ich wünsche wirklich jedem jeden Tag Fisch auf dem Tisch, sei es nun Hering, Lachs oder Dorsch. Es hat sich jedoch gezeigt, dass unsere Meere es in diesem Maße nicht mehr hergeben: Der Fischbestand wird geringer, das Problem der Überfischung offensichtlich. So leid es mir als Küstenbewohner tut, aber wir müssen haushalten. Deshalb empfehle ich Fisch nur einmal in der Woche, das ist gut fürs Gehirn und die Versorgung des Organismus mit Omega-3-Fettsäuren. Nehmen Sie alternativ ungesättigte Fettsäuren aus anderen Lebensmitteln zu sich, beispielsweise aus Olivenöl oder Nüssen.

Außerdem hoffe ich, dass bei der Lektüre dieses Buchs klar geworden ist, dass wir keine Nahrungsergänzungsmittel brauchen, wenn wir uns mediterran, also mit viel Obst und Gemüse sowie mit Ballaststoffen, Nüssen, Fisch und Olivenöl, ernähren. Um alt zu werden und dabei gesund zu bleiben, orientieren Sie sich bitte an den theoretischen Empfehlungen im ersten Teil und an den nachfolgenden, auf die Empfehlungen abgestimmten Rezepten.

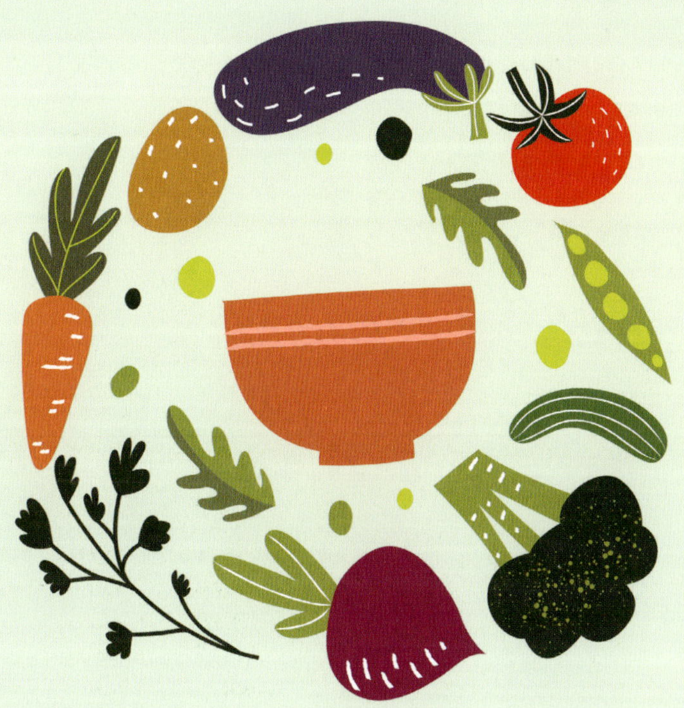

Teil II

Rezepte für ein langes Leben

Nun wissen Sie, was Ihr Körper braucht, um dem Älterwerden gelassen entgegenzublicken: viel frisches Obst und Gemüse, ungesättigte Fettsäuren, Ballaststoffe in Hülle und Fülle und wertvolles Eiweiß für den Erhalt der Muskeln. Mit den folgenden Rezepten können Sie dieses Wissen ganz einfach jeden Tag in die Tat umsetzen.
Ob Frühstück, leckere Smoothies, gesunde Snacks für zwischendurch, Hauptgerichte mit und ohne Fisch oder Fleisch oder Genuss ohne Reue für Naschkatzen – kochen Sie sich jung!

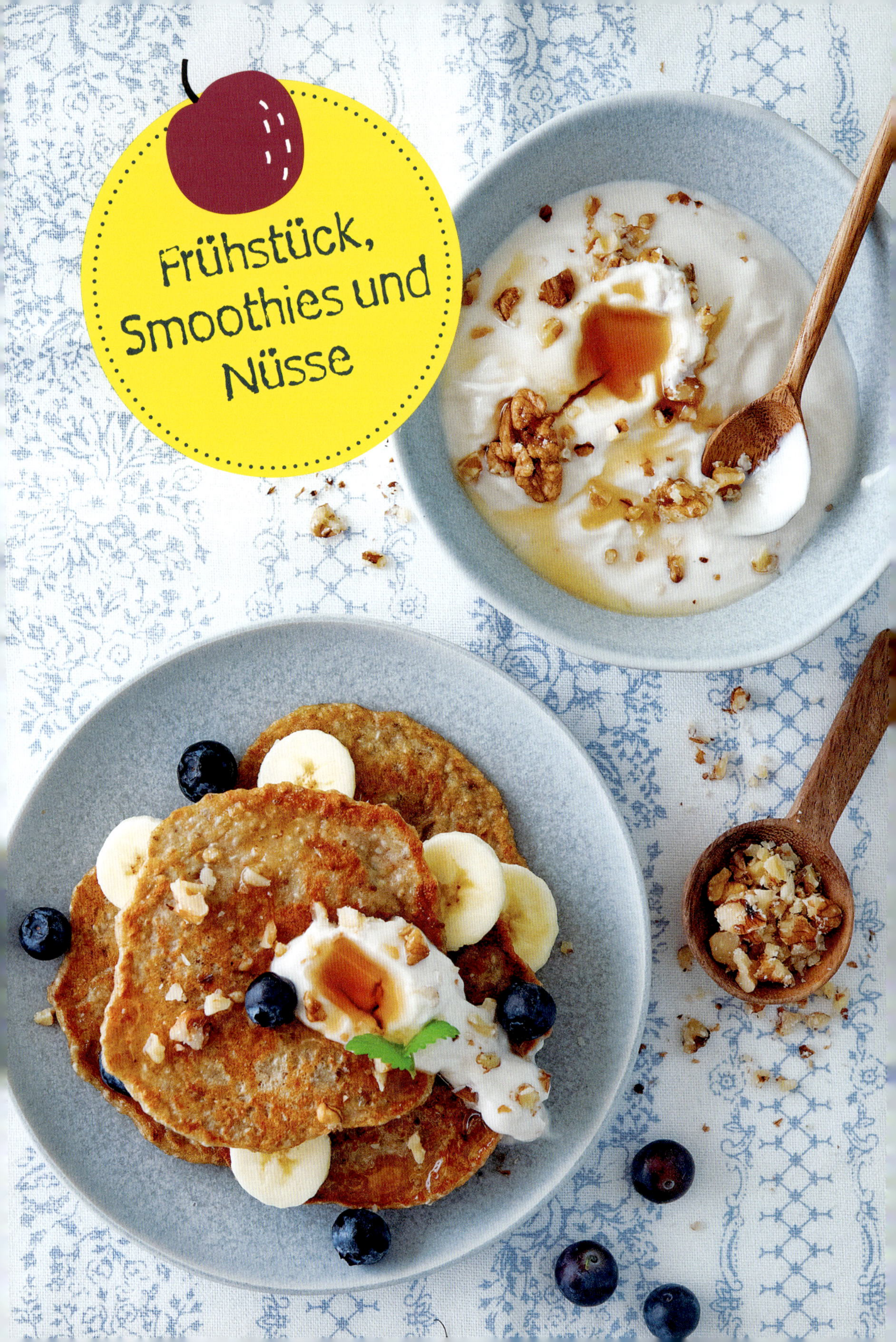
Frühstück, Smoothies und Nüsse

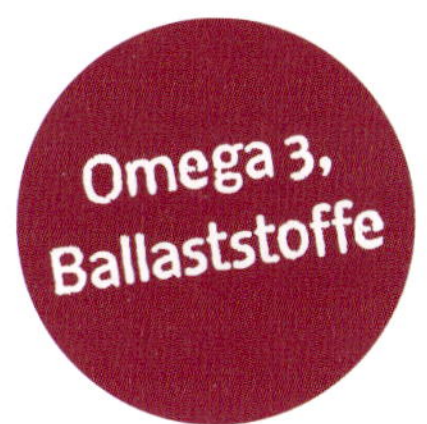

Bananenküchlein mit Walnussjoghurt

Äußerlich ähnelt die Walnuss unserem Gehirn, und so überrascht es nicht, dass sie mit ihrem wahren Füllhorn an Nährstoffen eines der besten Lebensmittel ist, die wir als »Essen für den Kopf« zu uns nehmen können. Dazu Bananen mit viel Magnesium und Chiasamen mit wertvollen Omega-3-Fettsäuren – so kann der Tag gesund beginnen.

Zutaten

Für 2 Portionen

- 2 reife Bananen
- 1 kleines Ei
- 2 EL Chiasamen
- 2 EL Walnusshälften
- 200 g Naturjoghurt
- 1 TL Ahornsirup (optional)
- 1 EL Butter oder Kokosöl

Zubereitungszeit

25 Minuten

Zubereitung

1. Die Bananen schälen und mit einer Gabel zu Mus zerdrücken. Mit dem Ei sowie den Chiasamen gründlich verrühren und den Teig einige Minuten ruhen lassen.

2. Inzwischen die Walnusshälften zerkleinern und mit dem Naturjoghurt vermischen. Nach Belieben mit Ahornsirup süßen.

3. Das Fett in einer beschichteten Pfanne erhitzen. Den Bananenteig esslöffelweise in die Pfanne geben und mit dem Löffelrücken flach drücken. Anbacken lassen, wenden und knusprig fertig backen.

Pro Person: 453 kcal, 15 g Eiweiß, 25 g Fett, 39 g Kohlenhydrate, 7 g Ballaststoffe

Tipp

Dazu passen saisonale Früchte wie Himbeeren, Blaubeeren oder Erdbeeren. Oder einfach Apfelscheiben noch kurz im Bratensatz in der Pfanne wenden und dazu genießen. Möglichst Bio-Äpfel verwenden und diese nicht schälen.

Varianten

Anstatt Chiasamen Leinsamen verwenden, das ist ein regionales Lebensmittel, das annähernd die gleichen Nährwerte wie Chiasamen hat.

Der Bananenteig kann statt aus Bananen aus kernigen Haferflocken hergestellt werden.

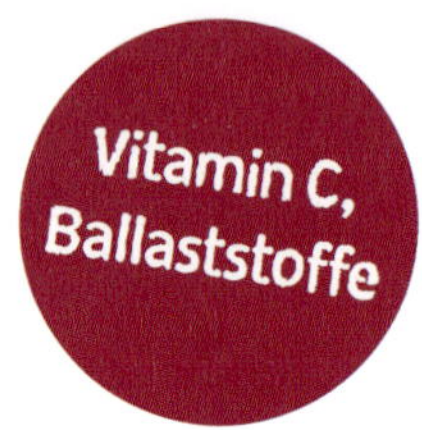

Hirse-Sauerkraut-Aufstrich

Dieser Brotaufstrich schmeckt köstlich auf ofenfrischem Dinkelbrot (siehe S. 69). Gut abgedeckt hält er sich im Kühlschrank 1 bis 2 Tage. Hirse ist eine wichtige pflanzliche Eiweiß- und Eisenquelle, Paprikaschoten und Sauerkraut sind reich an Vitamin C. Zudem enthält Sauerkraut wertvolle Probiotika, die dem Darm Gutes tun.

Zutaten

Für 2 große Portionen

- 250 ml Gemüsebrühe
- 50 g Hirse
- 1 rote Paprikaschote
- 2 Frühlingszwiebeln
- 150 g rohes Sauerkraut
- 2 EL Olivenöl
- Meersalz
- schwarzer Pfeffer, grob gemahlen

Zubereitungszeit

35 Minuten

Zubereitung

1. Die Gemüsebrühe aufkochen und die Hirsekörner einrühren. Bei geringer Hitze etwa 10 Minuten leise köcheln lassen, dabei öfter umrühren. Den Topf vom Herd nehmen und die Hirse etwa 20 Minuten quellen lassen.

2. Inzwischen die Paprikaschote waschen, von Stielansatz und Kernen befreien und in kleine Würfel schneiden. Die Frühlingszwiebeln waschen, putzen und klein hacken. Das Sauerkraut ausdrücken und klein schneiden.

3. Die Hirse in eine Schüssel umfüllen und mit den vorbereiteten Zutaten locker vermengen. Olivenöl unterrühren und den Aufstrich mit Meersalz sowie Pfeffer würzen.

Pro Person: 316 kcal, 5 g Eiweiß, 20 g Fett, 24 g Kohlenhydrate, 9 g Ballaststoffe

Varianten

Anstatt Olivenöl 2 bis 3 Esslöffel saure Sahne untermischen und nach Belieben mit Chilipfeffer scharf würzen.

Statt der roten eine gelbe oder grüne Paprikaschote verwenden und anstatt Frühlingszwiebeln Lauch nehmen.

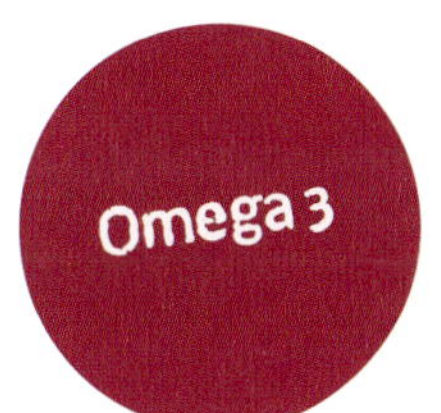

Schnelles Dinkelbrot mit gemischten Nüssen

Dinkel enthält im Vergleich zu Weizen mehr hochwertiges Eiweiß sowie mehr Mineralstoffe und Vitamine. Speziell das Vollkornmehl mit seinen langkettigen, gesunden Kohlenhydraten versorgt uns länger mit Energie. Selber Brot backen macht Spaß, außerdem weiß man immer, was drin ist.

Zutaten

Für 1 Kastenform (26 cm Länge)

- 500 g Dinkelvollkornmehl
- 1 TL Salz
- 1 Päckchen Trockenhefe
- 2 EL weißer Aceto balsamico
- 150 g Nussmischung, z. B. Haselnüsse, Mandeln, Walnüsse
- 1 EL Rapsöl

Zubereitungszeit

70 Minuten

Zubereitung

1. Das Mehl mit dem Salz in eine Schüssel sieben. Die Trockenhefe in 450 Milliliter lauwarmem Wasser auflösen und zum Mehl gießen. Den Essig und die Nussmischung hinzufügen. Mit den Händen vermischen und alles gut durchkneten.

2. Die Kastenform mit Rapsöl auspinseln und den Teig einfüllen. Die Oberfläche mit einem Messer quer 2- bis 3-mal einschneiden und mit etwas Mehl bestäuben.

3. Die Kastenform in den kalten Backofen stellen und das Brot anschließend bei 200 °C (Ober-/Unterhitze) etwa 60 Minuten backen. Auf einem Kuchengitter auskühlen lassen und erst dann in Scheiben schneiden.

Pro Scheibe (40 g): 166 kcal, 5 g Eiweiß, 7 g Fett, 19 g Kohlenhydrate, 3 g Ballaststoffe

Tipp

Dazu schmeckt ein Ziegenfrischkäsedip mit Orange: 1 kleine Bio-Orange heiß waschen und trocknen. Ein wenig Schale fein abreiben. Den Saft auspressen und mit Ziegenfrischkäse sowie Orangenabrieb gründlich vermischen. Mit Schnittlauchröllchen bestreuen.

Variante

Statt der vorgeschlagenen Nussmischung können Sie auch eine Mischung aus Pinien-, Kürbis-, Soja- und Sonnenblumenkernen verwenden.

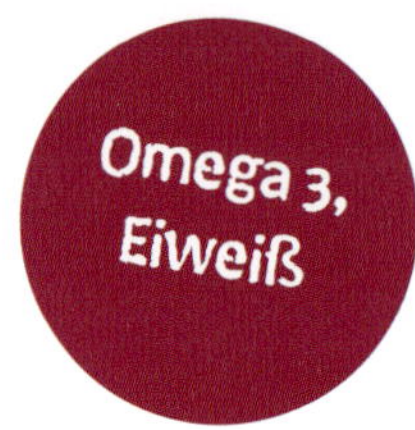

Tofupfanne mit Kurkuma und Tomaten

Kalt gepresstes Rapsöl ist reich an mehrfach ungesättigten Fettsäuren, insbesondere den Omega-3-Fettsäuren. Bohnenquark, besser bekannt als Tofu, ist kalorienarm, dafür aber sehr eiweißreich, und macht lange satt. Die farbgebende Kurkuma sowie der Cayennepfeffer schmecken nicht nur gut, sie kurbeln auch den Stoffwechsel an.

Zutaten

Für 2 Portionen

- 1 Frühlingszwiebel
- 100 g kleine, aromatische Tomaten
- 250 g Seidentofu
- 2 EL Rapsöl
- Salz
- schwarzer Pfeffer, frisch gemahlen
- 1 kräftige Prise Kurkuma
- 1 kleine Prise Cayennepfeffer
- 1 EL gehackte Petersilie

Zubereitungszeit

10 Minuten

Zubereitung

1. Frühlingszwiebel waschen, putzen und fein würfeln. Tomaten waschen und in kleine Stücke schneiden. Seidentofu ebenfalls klein schneiden.

2. Das Rapsöl in einer beschichteten Pfanne erhitzen und Frühlingszwiebel sowie Tomatenstückchen 2 bis 3 Minuten darin andünsten.

3. Den Seidentofu unterrühren und alles 2 bis 3 Minuten weiterdünsten. Mit Salz sowie Pfeffer würzen, anschließend Kurkuma und Cayennepfeffer untermischen. Mit Petersilie bestreut servieren.

Pro Person: 267 kcal, 20 g Eiweiß, 18 g Fett, 5 g Kohlenhydrate, 3 g Ballaststoffe

Variante

Sie können die Hälfte des Seidentofus auch durch einen festeren Tofu ersetzen. Ein wenig zerkleinerter Räuchertofu verleiht dem Ganzen einen Hauch von Grillgeschmack. Und mit einem Spritzer Sojasauce bekommt die »vegane Rühreipfanne« einen fein-würzigen Asia-Touch.

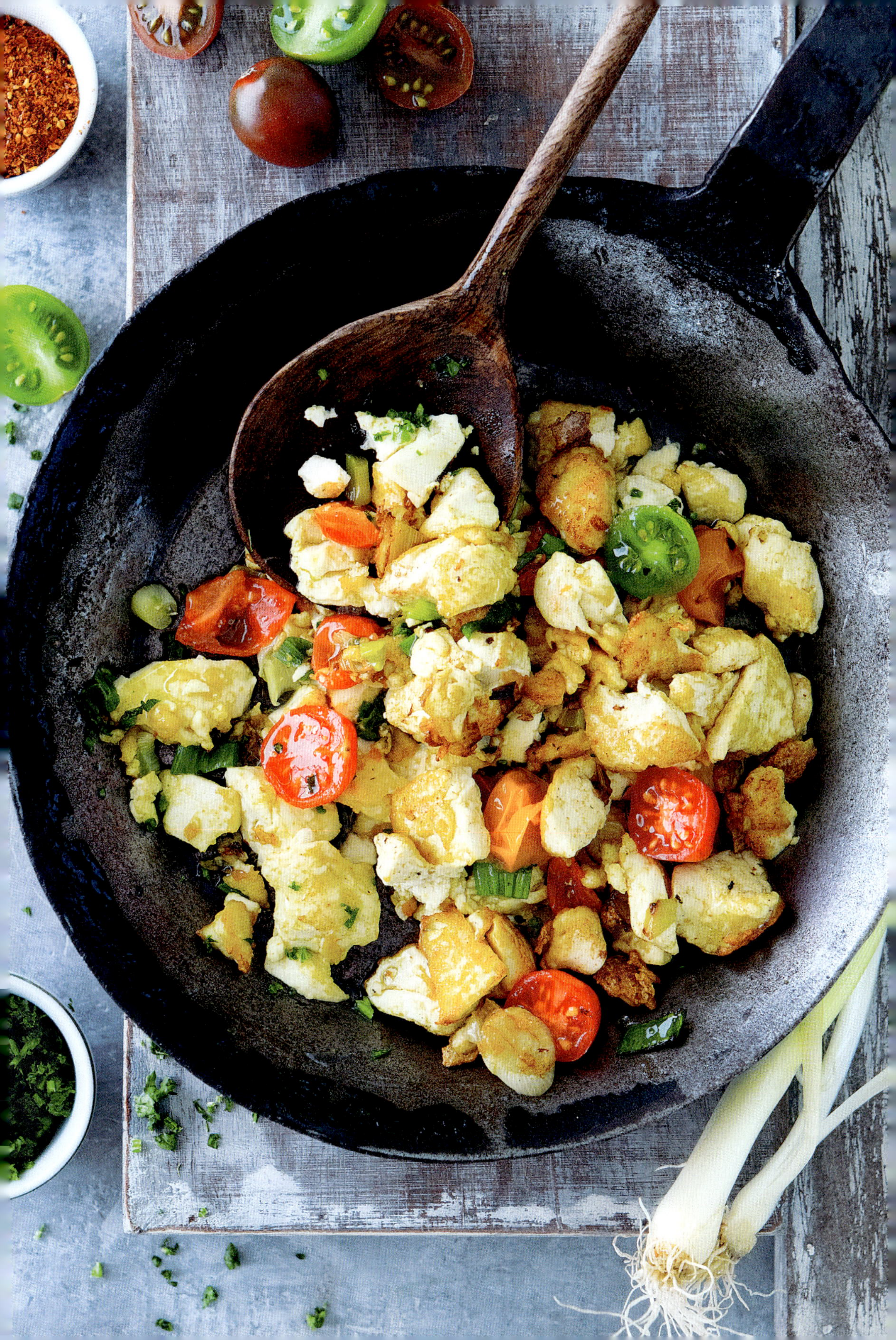

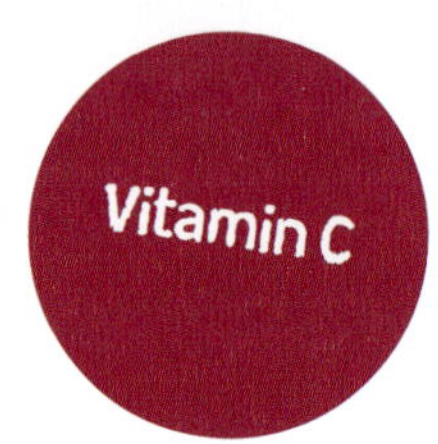

Erdbeer-Smoothie mit Skyr

Der Proteingehalt des isländischen, leicht säuerlich schmeckenden Frischkäses Skyr ist sehr hoch, der Fettanteil dafür aber verschwindend gering. Erdbeeren sind als schlank machende Vitamin-C-Früchtchen bekannt. Übrigens schmeckt auch das Grün der Beeren sehr lecker, ein Teil davon kann also ohne Weiteres im Mixer mitpüriert werden. Es soll bei Verdauungsbeschwerden gute Dienste leisten.

Zutaten

Für etwa 500 ml

- 250 g süße Erdbeeren
- 1 kleine, reife Banane
- 100 ml Orangensaft, frisch gepresst
- 100 g Skyr natur

Zubereitungszeit

10 Minuten

Zubereitung

1. Die Erdbeeren waschen und putzen. Nach Belieben etwas Grün beiseitestellen (siehe oben) und später mit in den Mixer geben. Die Früchte klein schneiden. Banane schälen und ebenfalls in kleine Stücke schneiden.

2. Orangensaft in den Mixer gießen und Erdbeeren, Banane sowie Skyr hinzufügen. Den Mixer langsam starten und dann alles auf Höchststufe cremig pürieren. Den Smoothie in Gläser füllen und genießen.

Pro Person (bei 2 Portionen): 159 kcal, 9 g Eiweiß, 1 g Fett, 25 g Kohlenhydrate, 4 g Ballaststoffe

Varianten

Der Skyr kann durch Magerquark ersetzt werden.

Falls Erdbeeren gerade keine Saison haben, einfach eine TK-Beerenmischung (Erdbeeren, Himbeeren, Johannisbeeren, Brombeeren) ohne Zucker verwenden und tiefgekühlt in den (Hochleistungs-)Mixer geben.

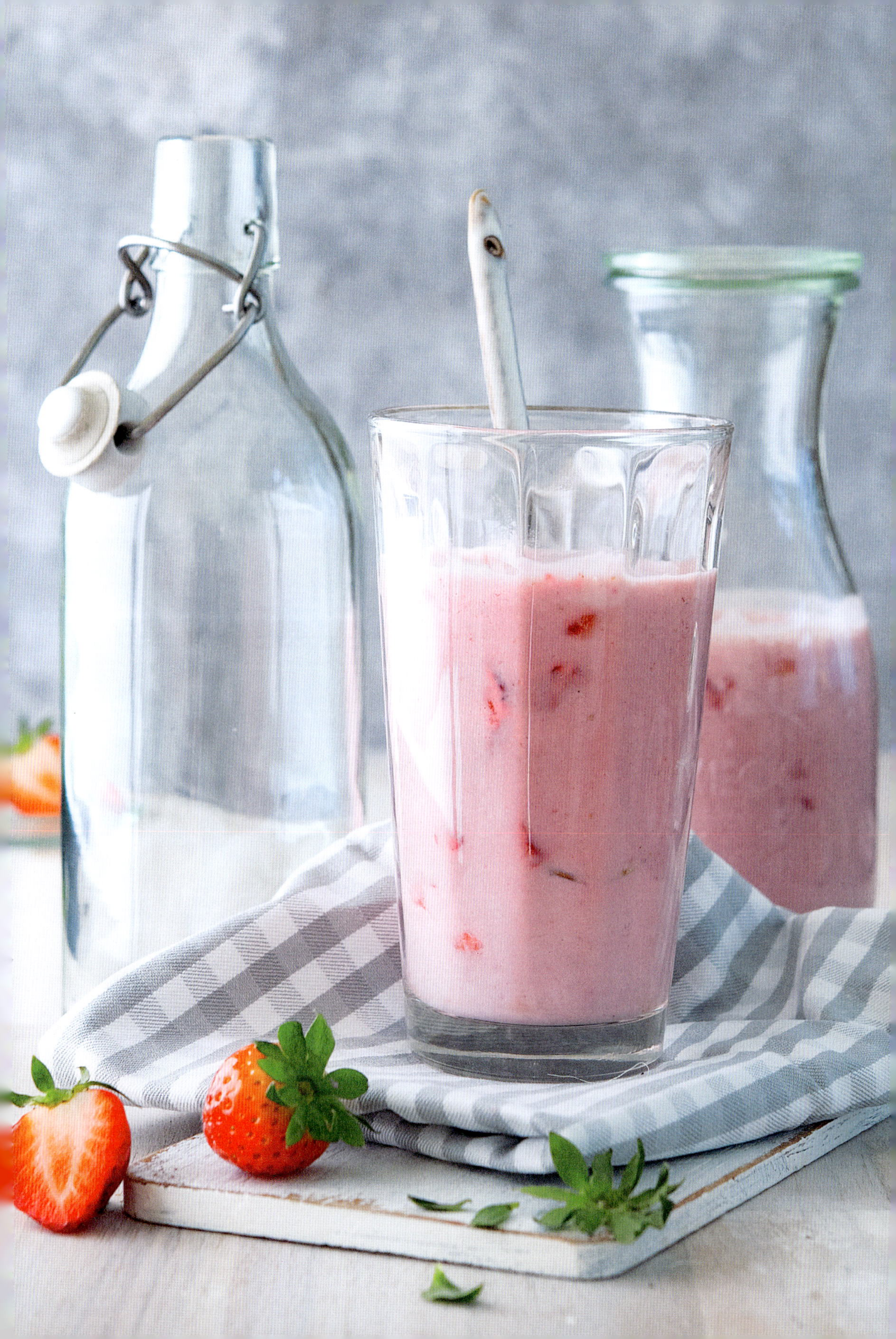

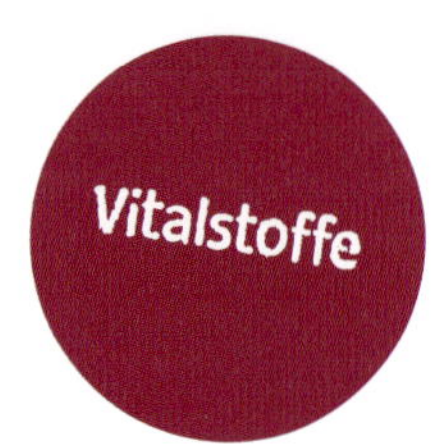

Grüner Smoothie mit Physalis

Halten Sie sich beim Salat an das Motto »saisonal und regional«, dann bekommen Sie die meisten Vitamine ab. Die süßen Physalis, auch bekannt als Kapstachelbeeren, strotzen vor Vitamin C und enthalten viel Beta-Carotin. Bananen sind reich an Kalium, Magnesium und Vitamin B6, außerdem verleihen sie dem Smoothie Süße.

Zutaten

Für etwa 500 ml

- 50 g Pflücksalatblätter, z. B. Kopfsalat, Feldsalat, Babyspinat, Batavia, Rote-Bete-Blätter
- 100 g Physalis
- 2 kleine, reife Bananen
- 1 EL Birkensüß (siehe Tipp)

Zubereitungszeit

10 Minuten

Zubereitung

1. Die Salatblätter gründlich waschen, abtropfen lassen und grob zerzupfen. Die Physalis von den Papierhäuten befreien. Anschließend waschen und halbieren. Bananen schälen und klein schneiden.

2. Die vorbereiteten Zutaten mit 200 Milliliter kaltem Wasser und Birkensüß in den Mixer geben. Langsam starten und dann alles auf Höchststufe cremig pürieren. In Gläser füllen und genießen.

Pro Person (bei 2 Portionen): 177 kcal, 3 g Eiweiß, 1 g Fett, 39 g Kohlenhydrate, 3 g Ballaststoffe

Tipp

Das Süßungsmittel Birkensüß ist auch unter dem Namen Xylitol bekannt und stellt eine kalorienarme Alternative zu herkömmlichem Zucker dar: Birkensüß wird, wie der Name schon sagt, aus Birken gewonnen und hat etwa 40 Prozent weniger Kalorien als Haushaltszucker. Zudem beugt es Karies vor.

Variante

Statt der Physalis süße Aprikosen oder Mirabellen verwenden, wenn diese gerade Saison haben und aus der Region stammen.

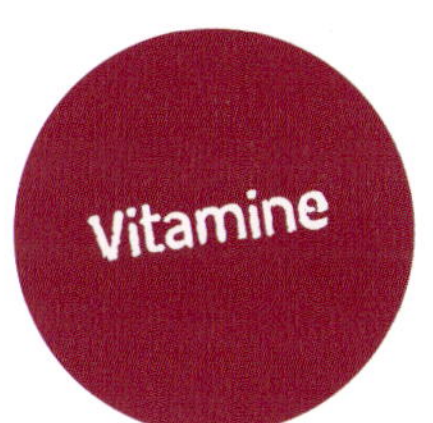

Karotte-Apfel-Smoothie mit Sanddorn

Der herb-frische Sanddorn, auch als Sand- oder Fasanbeere bekannt, schmeckt am besten, wenn die Beeren vollreif sind. Meist jedoch gibt es ihn nur als etwas gesüßten Saft zu kaufen, denn die Beeren wachsen ausschließlich an Meeresküsten oder Gebirgsflüssen. Sanddorn ist für seinen hohen Vitamin-C-Gehalt bekannt, die Karotte enthält Beta-Carotin, die Vorstufe von Vitamin A. So ist der Smoothie rundum ein gesundes Schönheitsgetränk.

Zutaten

Für etwa 500 ml

- 1 mittelgroße Karotte
- 2 Äpfel
- 1 Banane
- 100 ml Sanddornsaft aus dem Reformhaus
- 100 g Naturjoghurt
- 1 EL gehackte Haselnüsse (optional)

Zubereitungszeit

10 Minuten

Zubereitung

1. Karotte und Äpfel waschen. Karotte putzen und in kleinere Stücke schneiden, Äpfel vierteln und entkernen. Banane schälen und in grobe Stücke schneiden.

2. Die vorbereiteten Zutaten mit Sanddornsaft und Joghurt im Mixer kräftig aufmixen und pürieren. In Gläser füllen, nach Belieben mit gehackten Haselnüssen bestreuen und sofort genießen.

Pro Person (bei 2 Portionen): 265 kcal, 5 g Eiweiß, 8 g Fett, 38 g Kohlenhydrate, 6 g Ballaststoffe

Variante

Die Haselnüsse können auch durch gehackte Walnüsse oder klein gewürfelte Datteln ersetzt werden.

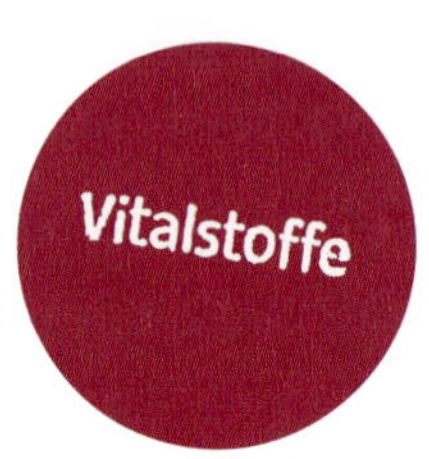

Buttermilch-Smoothie mit Ananas

Die leicht säuerlich schmeckende Buttermilch hat weniger Kalorien als Milch, zudem ist sie fettarm. Dafür punktet sie jedoch mit Eiweiß, Kalzium und Magnesium sowie mit zahlreichen B-Vitaminen. All das macht die Buttermilch zu einem ausgesprochen wertvollen Lebensmittel.

Zutaten

Für etwa 500 ml

- ½ süß-saftige Babyananas
- 1 Banane
- 2 EL Mandelmus aus dem Reformhaus oder Honig
- 150 ml Buttermilch
- 1 EL Kokosraspel

Zubereitungszeit

10 Minuten

Zubereitung

1. Die Ananas schälen, längs vierteln, vom Strunk befreien und in kleinere Stücke schneiden. Die Banane schälen und in Scheiben schneiden.

2. Die vorbereiteten Zutaten mit Mandelmus oder Honig und Buttermilch im Mixer kräftig aufmixen und pürieren. In Gläser füllen und mit Kokosraspeln bestreut genießen.

Pro Person (bei 2 Portionen): 253 kcal, 5 g Eiweiß, 6 g Fett, 42 g Kohlenhydrate, 4 g Ballaststoffe

Variante

Die Buttermilch nach Belieben durch normale Voll- oder Magermilch, Joghurt oder Sojadrink ersetzen. Alternativen für den Sojadrink sind auch Reis- oder Haferdrink.

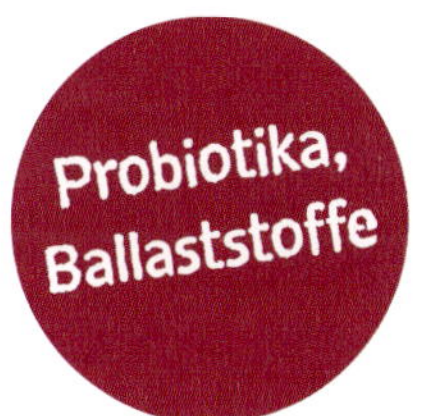

Beeren-Kefir mit Haferflocken

Das rahmartige Milchgetränk Kefir stammt aus dem russischen Kaukasus. Für die traditionelle Herstellung braucht man Milch sowie einen Kefirpilz, der aus Milchsäurebakterien und zahlreichen Hefen besteht; der Kefirbazillus löst das Wachstum dieser Hefen aus. Damit ist Kefir ein probiotisches Getränk, das unserem Mikrobiom sehr guttut.

Zutaten

Für etwa 500 ml

- je 125 g Blaubeeren und Brombeeren
- 200 ml Kefir
- 2 EL Haferflocken
- 1 EL Honig

Zubereitungszeit

5 Minuten

Zubereitung

Die Beeren waschen und abtropfen lassen. Anschließend mit Kefir, Haferflocken und Honig in den Mixer geben. Langsam starten und dann alles auf Höchststufe cremig pürieren. In Gläser füllen und genießen.

Pro Person (bei 2 Portionen): 201 kcal, 6 g Eiweiß, 5 g Fett, 26 g Kohlenhydrate, 8 g Ballaststoffe

Tipp

Kefir kann auch pikant genossen werden. Dafür 500 Milliliter Kefir mit 1 Esslöffel gemischten und gehackten frischen Kräutern (z. B. Petersilie, Dill, Basilikum, Schnittlauch) sowie 1 Teelöffel Tomatenmark im Mixer aufschlagen. Mit Salz, Pfeffer und 1 Spritzer Zitronensaft würzen.

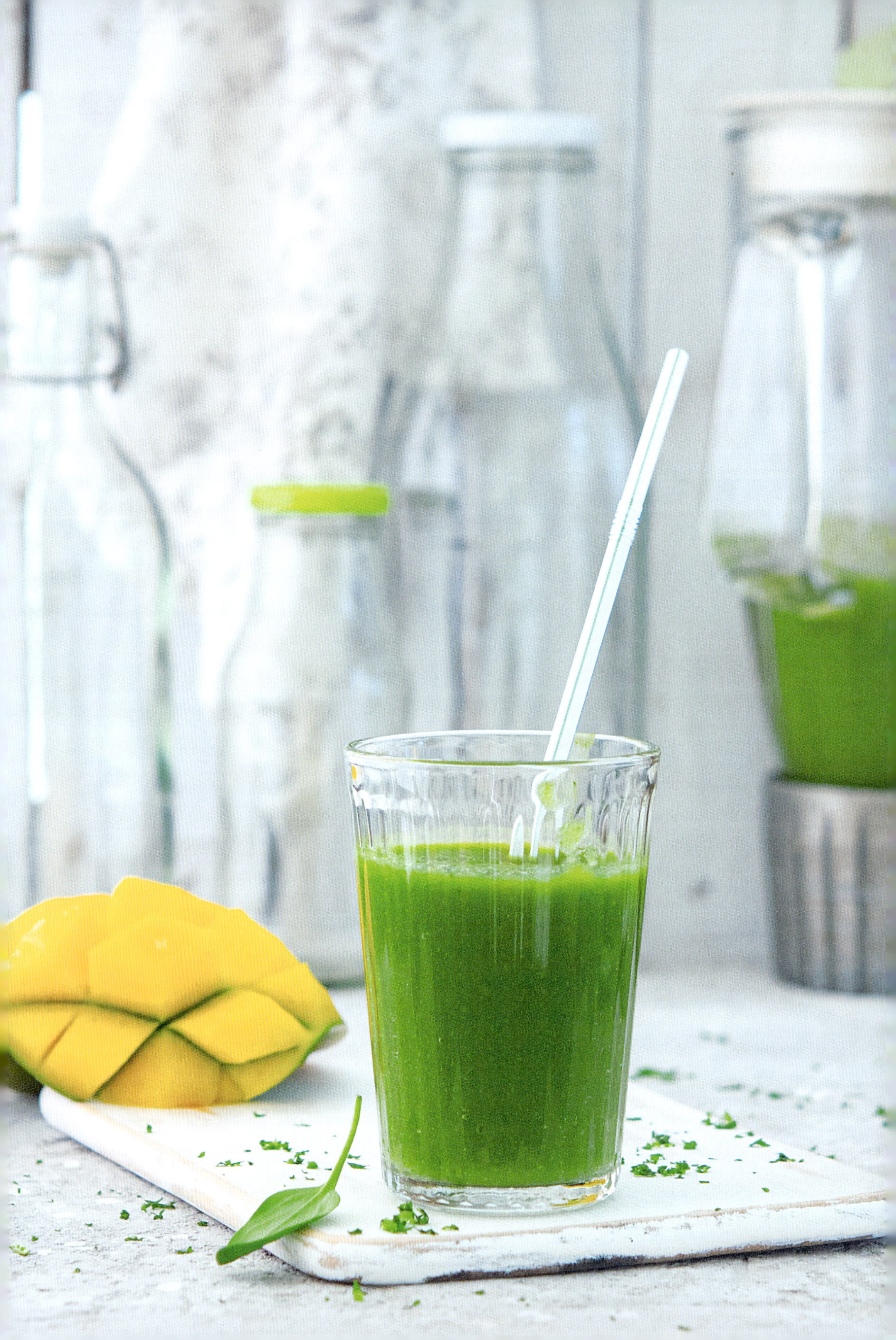

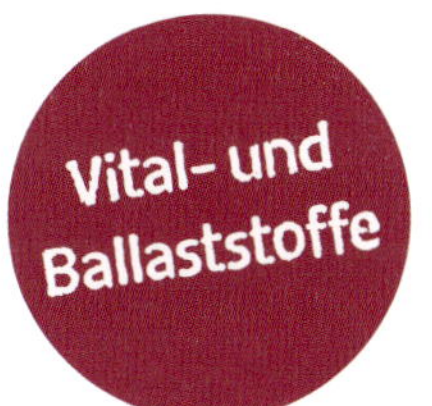

Mango-Spinat-Smoothie

Dieser fruchtig-exotische grüne Smoothie schmeckt durch das Kokoswasser leicht nussig. Das »königliche Wasser« wird in seinen Herkunftsländern direkt aus der Kokosnuss getrunken und ist dafür bekannt, dass es den Elektrolythaushalt ausgleicht und auf Vordermann bringt. Deshalb hat es sich speziell bei Durchfallerkrankungen bewährt.

Zutaten

Für etwa 500 ml

- 2 mittelgroße, saftig-süße Mangos
- 50 g frischer Babyspinat
- 1 TL Weizengraspulver (siehe Tipp)
- ½ TL Agavendicksaft
- 200 ml Kokoswasser

Zubereitungszeit

5 Minuten

Zubereitung

1. Die Mangos waschen, schälen und das Fruchtfleisch vom Kern schneiden. Den Spinat verlesen, gründlich waschen und abtropfen lassen.

2. Die vorbereiteten Zutaten mit Weizengraspulver, Agavendicksaft und Kokoswasser in den Mixer geben. Langsam starten und dann alles auf Höchststufe cremig pürieren. In Gläser füllen und genießen.

Pro Person (bei 2 Portionen): 218 kcal, 3 g Eiweiß, 1 g Fett, 43 g Kohlenhydrate, 7 g Ballaststoffe

Tipp

Bio-Weizengras wird in Pulverform in Reformhäusern und in Online-Shops angeboten. Durch das Vermischen mit Flüssigkeit wird es aufgelöst und mit seinem reichhaltigen Vitalstoffangebot liefert es schnelle Energie.

Varianten

Statt der Mangos können auch Pfirsiche verwendet werden, und zum Süßen kann statt Agavendicksaft auch Honig, Apfeldicksaft oder Birnendicksaft zum Einsatz kommen. Statt Kokoswasser bietet sich als Variante Trinkjoghurt natur oder eine Mischung aus 100 Milliliter ungesüßter Kokosmilch sowie 100 Milliliter frisch gepresstem Orangensaft an.

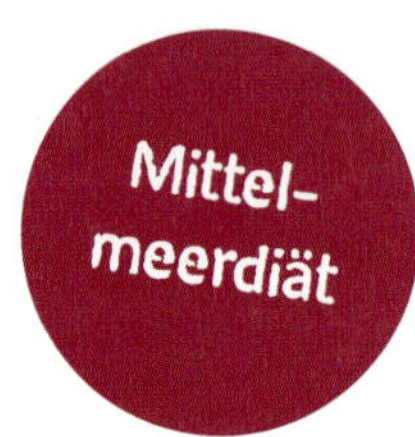

Gemüse-Eier-Pfanne

In Spanien ist es die Tortilla und in Italien die Frittata: Gemüse und Eier in Olivenöl gebraten und frisch aus der Pfanne zum Frühstück serviert. Die Zutaten können von Zucchini und Fenchel über Knoblauch bis hin zur Aubergine reichen – kunterbunt und mit reichlich frischen Kräutern bestreut!

Zutaten

Für 2 Portionen

- 1 kleine Zwiebel
- ½ rote Paprikaschote
- 150 g gekochte Kartoffeln vom Vortag
- 150 g kleine Rispentomaten
- 2 EL Olivenöl
- Salz
- schwarzer Pfeffer, frisch gemahlen
- 4 Eier
- 1 EL fein gehackte Petersilie, TK oder frisch
- 50 g Käse, frisch gerieben, z. B. Parmesan

Zubereitungszeit

30 Minuten

Zubereitung

1. Die Zwiebel abziehen und in dünne Ringe schneiden. Die Paprikaschote waschen, längs halbieren, entkernen und quer in feine Streifen schneiden. Die Kartoffeln in etwa 1 Zentimeter große Würfel schneiden. Die Tomaten je nach Größe halbieren oder vierteln.

2. Das Olivenöl in einer beschichteten Pfanne erhitzen und die Zwiebel darin glasig dünsten. Paprikastreifen hinzufügen und 4 bis 5 Minuten braten. Die Tomaten untermischen und alles bei geringer Hitze 6 bis 7 Minuten garen, bis die Flüssigkeit fast verdampft ist. Kartoffelstücke unterrühren und 2 Minuten mitbraten. Mit Salz und Pfeffer würzen.

3. Die Eier mit der Hälfte der Petersilie verquirlen und in die Pfanne über das Gemüse gießen. Mit dem Käse bestreuen. Die Pfanne mit einem Deckel verschließen und das Ganze bei geringer Hitze 6 bis 8 Minuten stocken lassen.

4. Das Omelett auf eine Servierplatte gleiten lassen und mit der restlichen Petersilie bestreut genießen.

Pro Person: 496 kcal, 25 g Eiweiß, 34 g Fett, 20 g Kohlenhydrate, 4 g Ballaststoffe

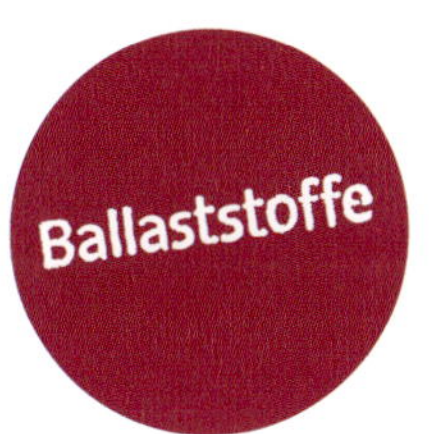

Fruchtjoghurt mit Weizenkleieflocken

Kleieflocken gibt es von verschiedenen Getreidearten wie Reis, Weizen, Roggen und Hafer. Es handelt sich dabei um Frucht- und Samenschalen, die besonders viele Vitamine, Mineralstoffe und Ballaststoffe aufweisen. Empfehlenswert sind sie auf jeden Fall in Bio-Qualität, ohne Zucker oder andere Zusätze.

Zutaten

Für 2 Portionen

- 1 Banane oder 2 Fingerbananen
- Saft von 1 Orange
- 250 g Naturjoghurt
- 1 TL Honig oder Ahornsirup
- 100 g Weizenkleieflocken aus dem Reformhaus
- 1 saftige Birne
- 100 g Blaubeeren oder andere Beeren der Saison

Zubereitungszeit

10 Minuten

Zubereitung

1. Die Banane oder Bananen schälen, grob zerkleinern und mit Orangensaft, Joghurt sowie Honig oder Ahornsirup mit dem Stabmixer fein pürieren.

2. Die Weizenkleieflocken in zwei Schalen füllen und löffelweise mit dem Püree überziehen.

3. Die Birne waschen, nach Belieben schälen, vierteln, entkernen und in mundgerechte Stücke schneiden. Die Blaubeeren waschen und mit Küchenkrepp trocken tupfen. Die vorbereiteten Früchte auf dem Püree in den Schalen verteilen.

Pro Person: 380 kcal, 15 g Eiweiß, 8 g Fett, 47 g Kohlenhydrate, 29 g Ballaststoffe

Tipp

In den Blaubeeren sind Anthocyane enthalten, die entzündungshemmend und antioxidativ wirken. Die Beeren gehören zu den gesündesten Lebensmitteln überhaupt und sind mit ihren wertvollen Inhaltsstoffen als Radikalfänger bekannt.

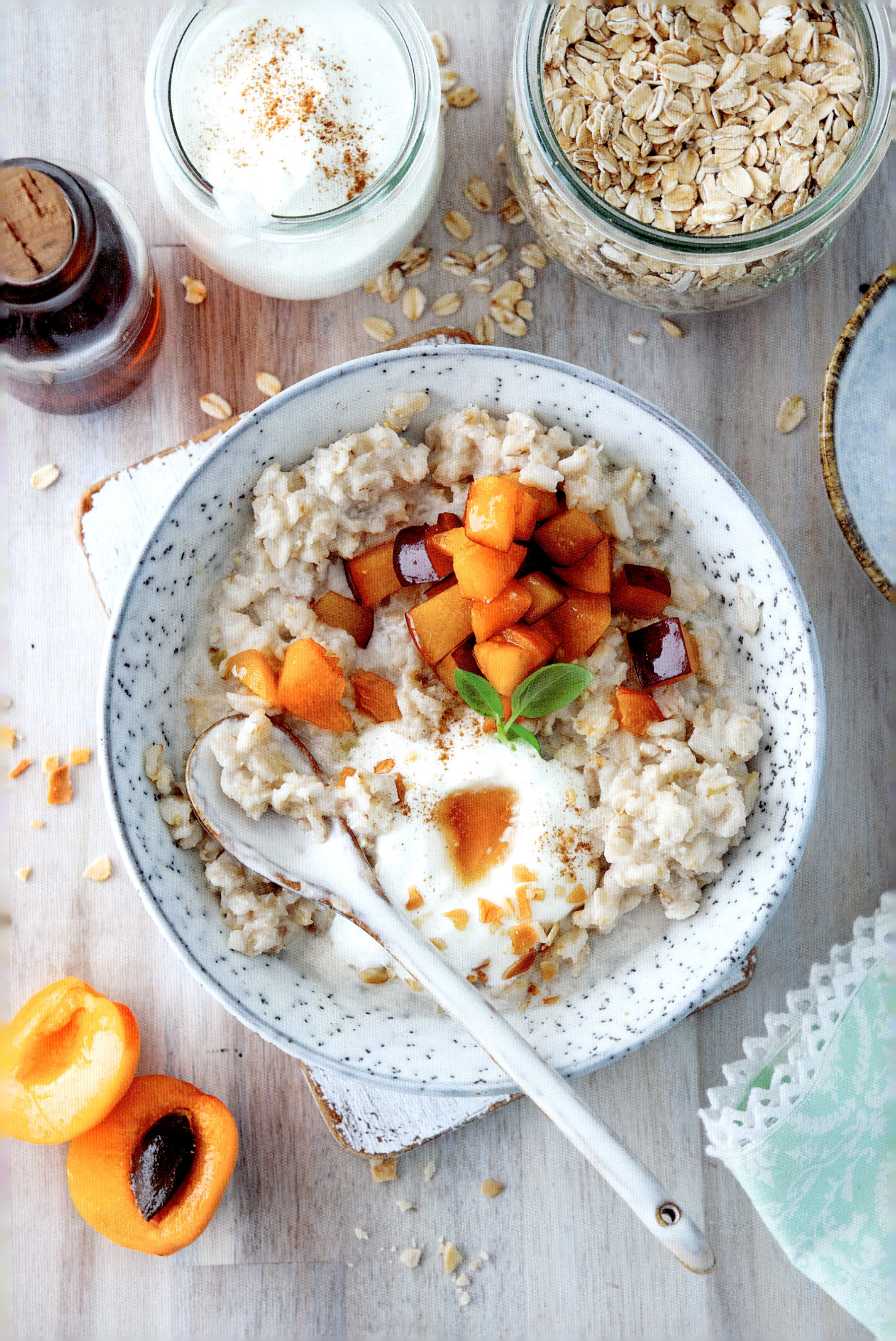

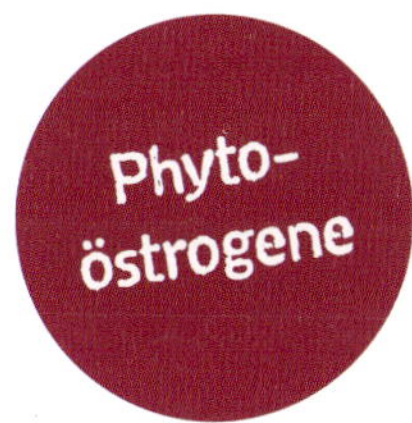

Haferflocken mit Pflaumen und Aprikosen

Dem Wortsinn nach sind Lebensmittel Mittel zum Leben – sie sollen uns nicht nur satt machen, sondern auch gesund erhalten. In Pflaumen, Aprikosen und Datteln (siehe Varianten) stecken jede Menge Phytoöstrogene, die pflanzliche Form des menschlichen Hormons Östrogen. So zeigt sich einmal mehr: Die Natur ist auch unsere Apotheke.

Zutaten

Für 2 Portionen

- 50 g Haferflocken
- Salz
- 150 g Naturjoghurt
- 1 EL Ahornsirup
- Zimtpulver
- 2 süße Aprikosen
- 100 g Pflaumen
- 2 EL Mandelblättchen

Zubereitungszeit

25 Minuten

Zubereitung

1. Die Haferflocken mit 250 Milliliter Wasser in einen kleinen Topf geben und unter ständigem Rühren aufkochen. Den Herd ausschalten und die Haferflocken bei Restwärme weiterrühren, bis ein dicklicher Brei entstanden ist. Mit 1 Prise Salz würzen und in zwei Schalen füllen.

2. Joghurt mit Ahornsirup und etwas Zimt verrühren und auf dem Haferbrei verteilen. Aprikosen und Pflaumen waschen, entsteinen, klein schneiden und mit den Mandelblättchen auf den Joghurt geben. Mit noch etwas Zimt bestäubt genießen.

Pro Person: 258 kcal, 9 g Eiweiß, 9 g Fett, 33 g Kohlenhydrate, 5 g Ballaststoffe

Varianten

Die Haferflocken können statt mit Wasser auch mit Milch oder einem pflanzlichen Soja-, Hafer-, Reis- oder Mandeldrink zubereitet werden.

Wer mag, mischt noch klein geschnittene Datteln unter den Haferbrei.

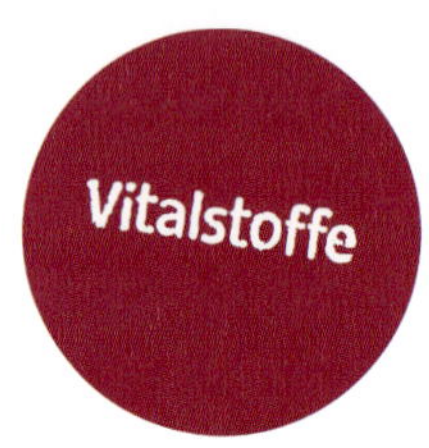

Nussige Müslimischung

Mit einem Müsli kraftvoll in den Tag starten und dafür schon die geeignete Müslimischung parat haben: Diese Körnermischung wird als Granola bezeichnet und kann beliebig aus Haferflocken, Nüssen und Kernen bestehen. Das eigene Mischen hat im Vergleich zum gekauften Müsli den Vorteil, dass unerwünschte Zutaten wie ein Zuviel an Zucker, Fette, Malzextrakte, Glukose oder Aromazusätze ausgeschlossen werden können.

Zutaten

Für etwa 400 g

- 200 g Haferflocken
- 1 EL brauner Zucker
- ¼ TL Zimtpulver
- Meersalz
- 50 ml Pflanzenöl
- 50 ml Ahornsirup
- je 25 g Wal- und Haselnüsse oder andere Nüsse, gehackt
- 50 g Rosinen
- 50 g Kürbiskerne

Zubereitungszeit

30 Minuten

Zubereitung

1. Den Backofen auf 160 °C vorheizen und ein Backblech mit Backpapier belegen. Die Haferflocken mit braunem Zucker, Zimt und etwas Salz in eine große Schüssel geben und locker vermengen.

2. In einer zweiten Schüssel Pflanzenöl und Ahornsirup gründlich verrühren. Die Mischung über die Haferflocken gießen. Alles mit einem Spatel vorsichtig vermengen und anschließend auf dem Backblech verteilen. Etwa 25 Minuten im Ofen knusprig und goldbraun backen. Dabei 1- bis 2-mal mit dem Spatel lockern und durchfurchen.

3. Die Haferflockenmischung in eine Schüssel füllen und mit den Nüssen, den Rosinen und den Kürbiskernen vermengen. Vollständig abkühlen lassen, in ein großes Schraubglas füllen und luftdicht verschließen.

Nährwerte insgesamt: 2179 kcal, 54 g Eiweiß, 120 g Fett, 206 g Kohlenhydrate, 29 g Ballaststoffe
Pro Portion (30 g): 141 kcal, 4 g Eiweiß, 8 g Fett, 13 g Kohlenhydrate, 2 g Ballaststoffe

Tipp

In Nüssen sind viele Vitamine enthalten, die als nervenstärkend, kraftspendend und schönmachend gelten. Vitamin E etwa schützt die Gefäße im Gehirn und wirkt gegen Verkalkung. Vitamin A gilt als Gesund- und Jungbrunnen, und die B-Vitamine verbessern unsere Reaktionsfähigkeit sowie unsere Motorik.

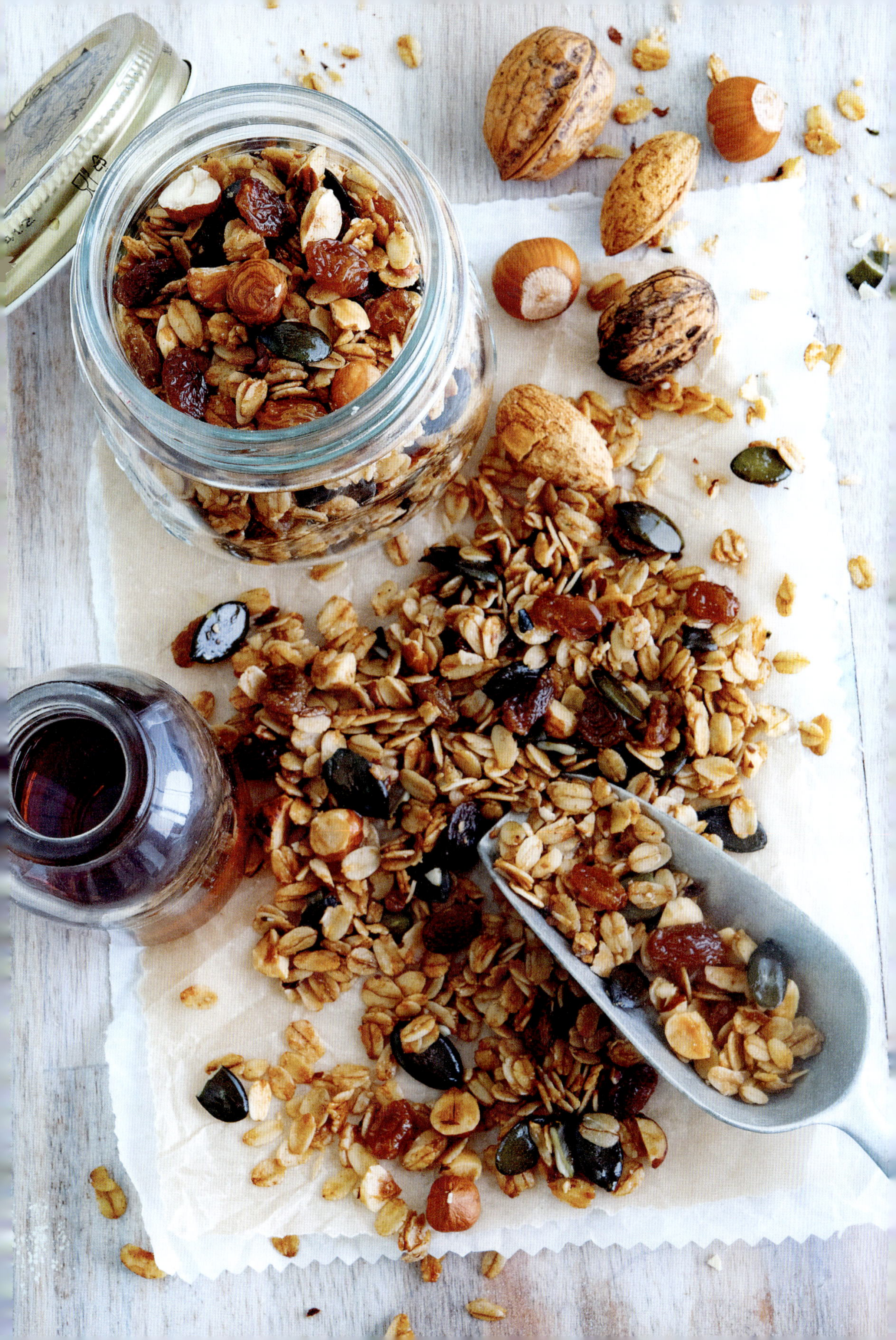

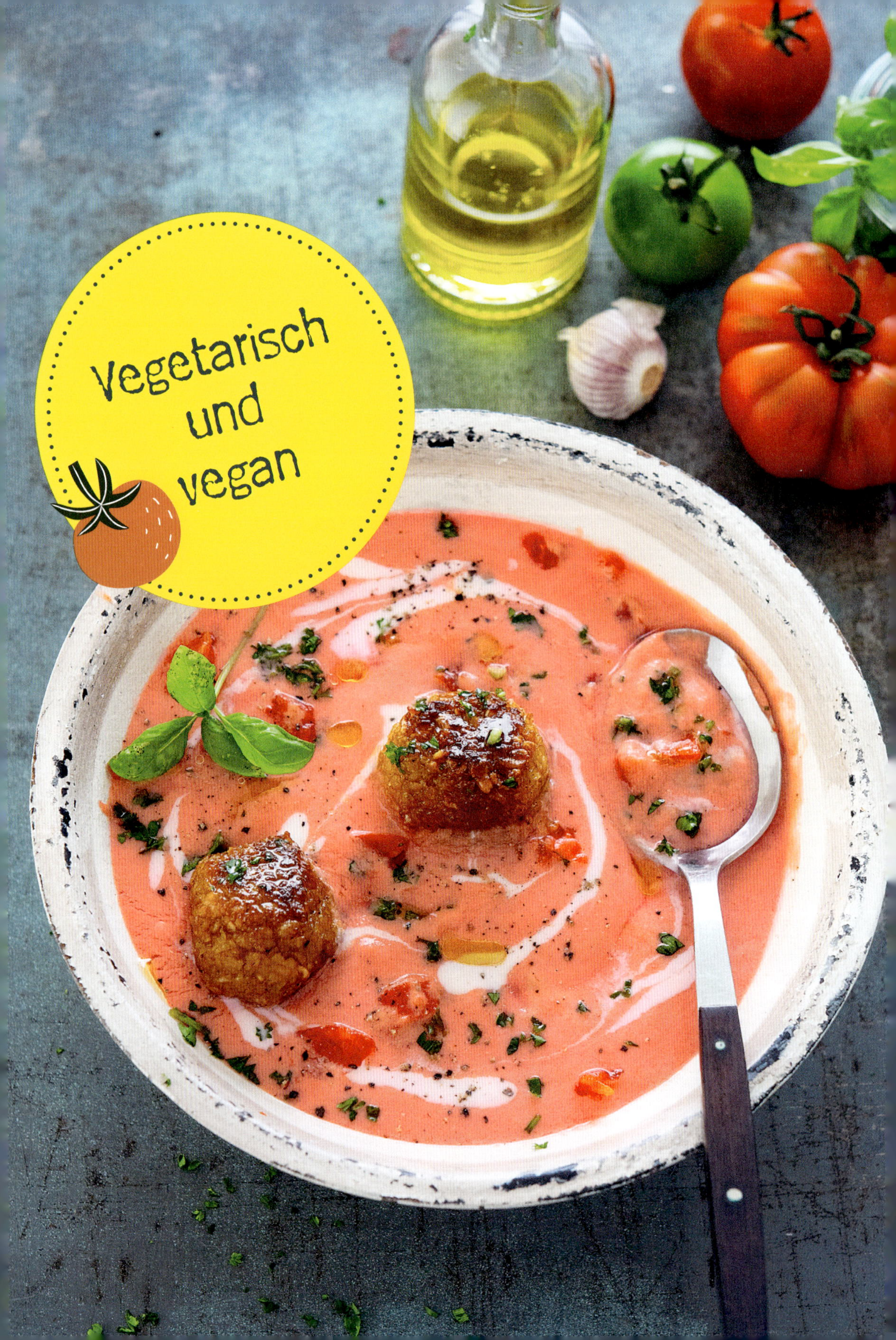
Vegetarisch
und
vegan

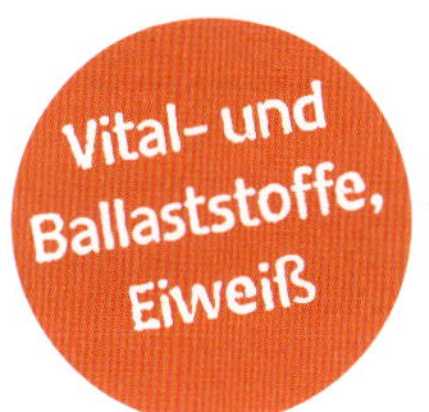

Tomatensuppe mit Pflanzenbällchen

Tomaten sind als Radikalfänger bekannt. Speziell die Vitamine A, B1, B3 (Niacin), C und E, wichtige Mineralstoffe wie Kalium, Magnesium und Kalzium sowie Spurenelemente sind in ihnen reichlich vorhanden. Die meisten Vitamine befinden sich unter der Schale, deshalb werden die Tomaten nicht geschält. Beim Pürieren der Suppe bleiben keine sichtbaren Häutchen mehr übrig. Zu dieser fruchtigen Suppe passen als Einlage gebratene Bällchen auf Sojabasis, die im Supermarkt unter dem Namen pflanzenbasiertes Hack erhältlich sind.

Zutaten

Für 2 große Portionen

- 1 Karotte
- 1 Schalotte
- 2 Knoblauchzehen
- 400 g aromatische Tomaten
- 3 EL Olivenöl
- 1 TL Tomatenmark
- Salz
- schwarzer Pfeffer, frisch gemahlen
- ½ TL getrockneter Estragon
- 100 ml Gemüsebrühe
- 250 ml Haferdrink
- 200 g pflanzliches Hack
- Basilikumblättchen zum Garnieren

Zubereitungszeit

30 Minuten

Zubereitung

1. Karotte waschen und putzen, dabei etwas Grün beiseitelegen. Die Karotte nach Belieben schälen und in kleine Stücke schneiden. Das Grün fein hacken. Schalotte und Knoblauch abziehen und fein würfeln. Tomaten waschen und in kleine Würfel schneiden.

2. 1 Esslöffel Olivenöl in einem Topf erhitzen und Schalotte, Knoblauch, Karotte, Karottengrün sowie Tomatenmark etwa 2 Minuten darin andünsten. Tomaten unterrühren und alles mit Salz, Pfeffer und Estragon würzen. Mit Gemüsebrühe ablöschen und den Haferdrink dazugießen. Alles bei geringer Hitze 10 bis 15 Minuten leise kochen lassen.

3. In der Zwischenzeit aus dem Hack etwa 12 Bällchen formen und diese in dem restlichen Olivenöl in 4 bis 5 Minuten rundum braten.

4. Die Suppe abschmecken und mit dem Stabmixer je nach gewünschter Konsistenz fein oder grob pürieren. Die Sojabällchen auf tiefe Teller verteilen und mit der Tomatensuppe begießen. Mit den Basilikumblättchen garniert genießen.

Pro Person: 359 kcal, 22 g Eiweiß, 21 g Fett, 17 g Kohlenhydrate, 10 g Ballaststoffe

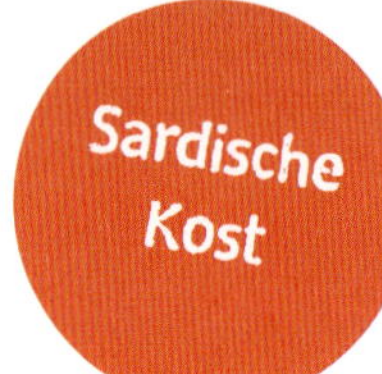

Sardisches Knäckebrot
Pane Carasau

Das sehr dünne und knusprige Brot wird auch »Carta di musica« genannt, weil es dünn wie Notenpapier ist. Darüber hinaus enthält es Eiweiß und hat wenig Gluten; der regelmäßige Verzehr – am besten zusammen mit Pecorino, Pesto (Rezept siehe S. 113) oder nur Olivenöl und Meersalz – soll das Risiko, an Typ-2-Diabetes zu erkranken, senken.

Zutaten

Für 12 dünne Brote

- 150 g Hartweizengrießmehl
- 100 g Weizenmehl Type 405
- 20 g frische Hefe
- 1 Prise Zucker
- Salz

Zubereitungszeit

30 Minuten
plus ca. 2 Stunden Ruhe- und Backzeit

Zubereitung

1. Hartweizengrießmehl und Weizenmehl in einer ofenfesten Schüssel vermischen. Die Hefe und den Zucker unter Rühren in 50 Milliliter lauwarmem Wasser auflösen. In der Mitte der Mehlmischung eine Mulde formen, das Hefewasser hineingießen, mit Mehl vom Rand bestäuben und alles zugedeckt 20 Minuten ruhen lassen.

2. Den Vorteig mit weiteren 100 Milliliter lauwarmem Wasser und 1 kräftigen Prise Salz mit den Händen zu einem geschmeidigen Teig kneten. Abdecken und 30 Minuten ruhen lassen.

3. Den Teig nochmals durchkneten und 12 Kugeln daraus formen. Diese abgedeckt in der Schüssel am besten im Backofen bei 50 °C weitere 20 Minuten ruhen lassen.

4. Die Schüssel aus dem Ofen nehmen, die Temperatur auf 200 °C (Umluft) erhöhen und den Backofen vorheizen. Ein Backblech mit Backpapier belegen. Die Teigkugeln einzeln hauchdünn so auswellen, dass auf dem Blech 2 Fladen Platz haben. Die Fladen jeweils etwa 8 Minuten im Ofen backen, bis sie sich aufblähen und eine goldbraune Farbe annehmen.

Pro Stück: 74 kcal, 2 g Eiweiß, 1 g Fett, 15 g Kohlenhydrate, 1 g Ballaststoffe

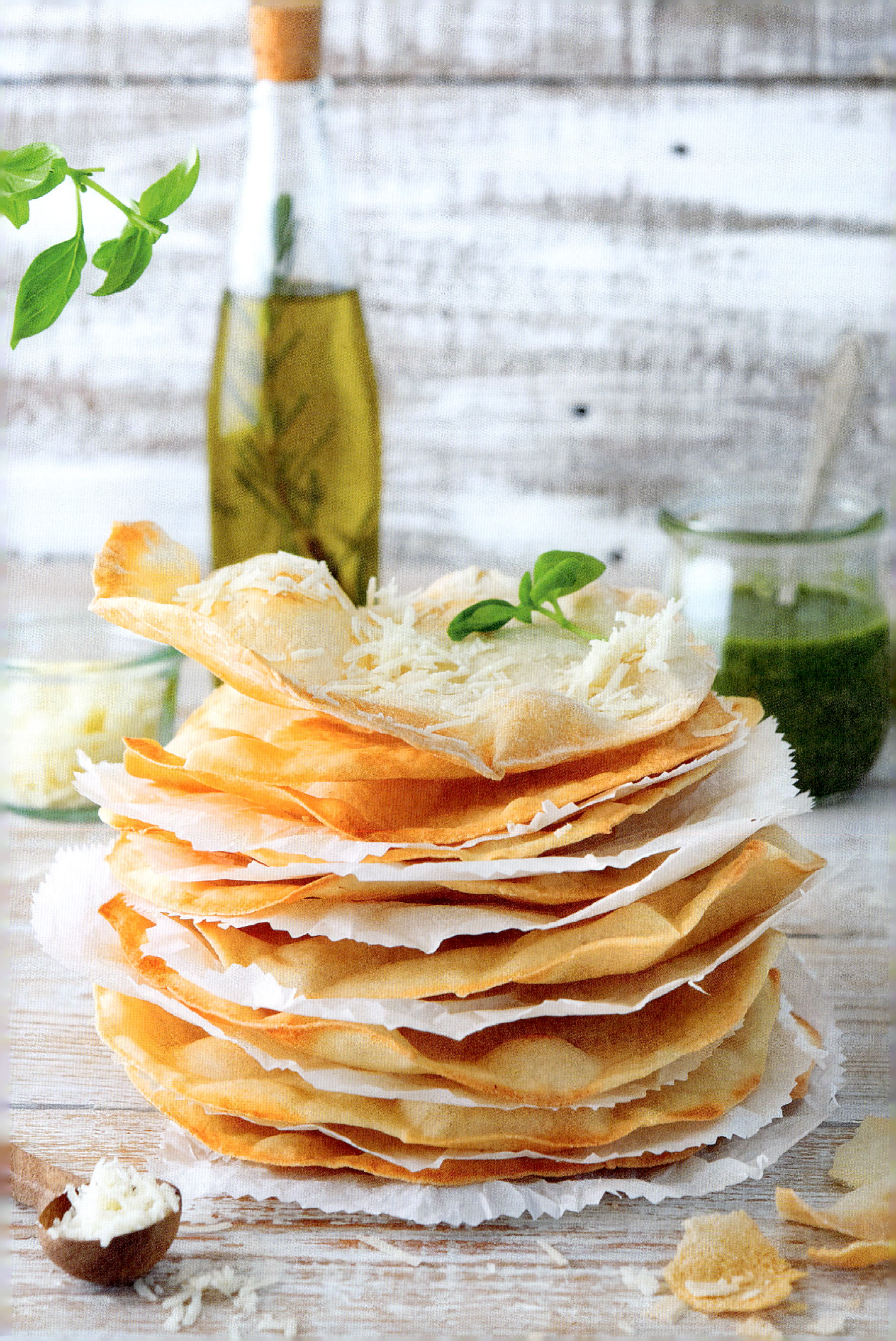

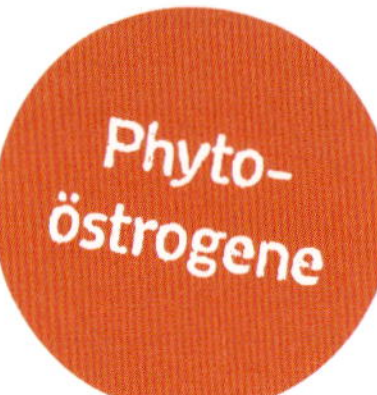

Kichererbsenbällchen mit Dip

Diese würzigen Gemüsebällchen oder Falafel schmecken heiß, warm und kalt. Kichererbsen gehören zu den phytoöstrogenhaltigen Lebensmitteln und sind wertvolle Proteinlieferanten.

Zutaten

Für 24 Bällchen

- 250 g getrocknete Kichererbsen
- Salz
- 150 g Pita-Brot vom Vortag
- 2 Schalotten
- 2 Knoblauchzehen
- 1 kleines Bund Koriander
- 1 kleine grüne Chilischote
- Saft von 1 Zitrone
- 1 TL Koriandersamen
- 1 TL Kreuzkümmel
- schwarzer Pfeffer, frisch gemahlen
- ½ l Pflanzenöl zum Frittieren

Für den Dip

- ca. 3 cm Ingwerwurzel
- abgeriebene Schale und Saft von ½ Bio-Limette
- 1 EL Agavendicksaft
- 150 g Naturjoghurt

Zubereitungszeit

90 Minuten
plus 12 Stunden Einweichzeit
plus 1 Stunde Kühlzeit

Zubereitung

1. Die Kichererbsen waschen und in einer Schüssel gut mit kaltem Wasser bedecken. 12 Stunden einweichen. Abgießen, in einem Topf erneut mit Wasser bedecken, mit 1 Prise Salz würzen und in etwa 50 Minuten weich kochen.

2. Das Pita-Brot in kleine Stücke reißen, mit 200 Milliliter kaltem Wasser begießen und 10 Minuten einweichen. Schalotten und Knoblauch abziehen und in kleine Stücke schneiden. Koriander waschen und trocken schütteln. Die Blättchen abzupfen. Die Chilischote waschen und von Stielansatz sowie Kernen befreien.

3. Die Kichererbsen abgießen und gründlich abtropfen lassen. Das Pita-Brot fest ausdrücken. Alle vorbereiteten Zutaten mit dem Zitronensaft sowie den Gewürzen in der Küchenmaschine oder mit dem Blitzhacker so pürieren, dass noch stückige Kichererbsen enthalten sind. Die Masse abdecken und 1 Stunde kühl stellen.

4. Für den Dip Ingwer schälen und fein reiben. Mit Limettenabrieb und -saft, Agavendicksaft und Joghurt verrühren.

5. Aus dem Kichererbsenteig mit befeuchteten Händen etwa 24 Bällchen formen. Das Pflanzenöl auf 180 °C erhitzen und die Bällchen darin 4 bis 5 Minuten goldbraun und knusprig frittieren. Auf Küchenkrepp abtropfen lassen.

Pro Stück: 72 kcal, 3 g Eiweiß, 3 g Fett, 8 g Kohlenhydrate, 2 g Ballaststoffe
Dip (insgesamt): 166 kcal, 6 g Eiweiß, 6 g Fett, 14 g Kohlenhydrate, 0 g Ballaststoffe

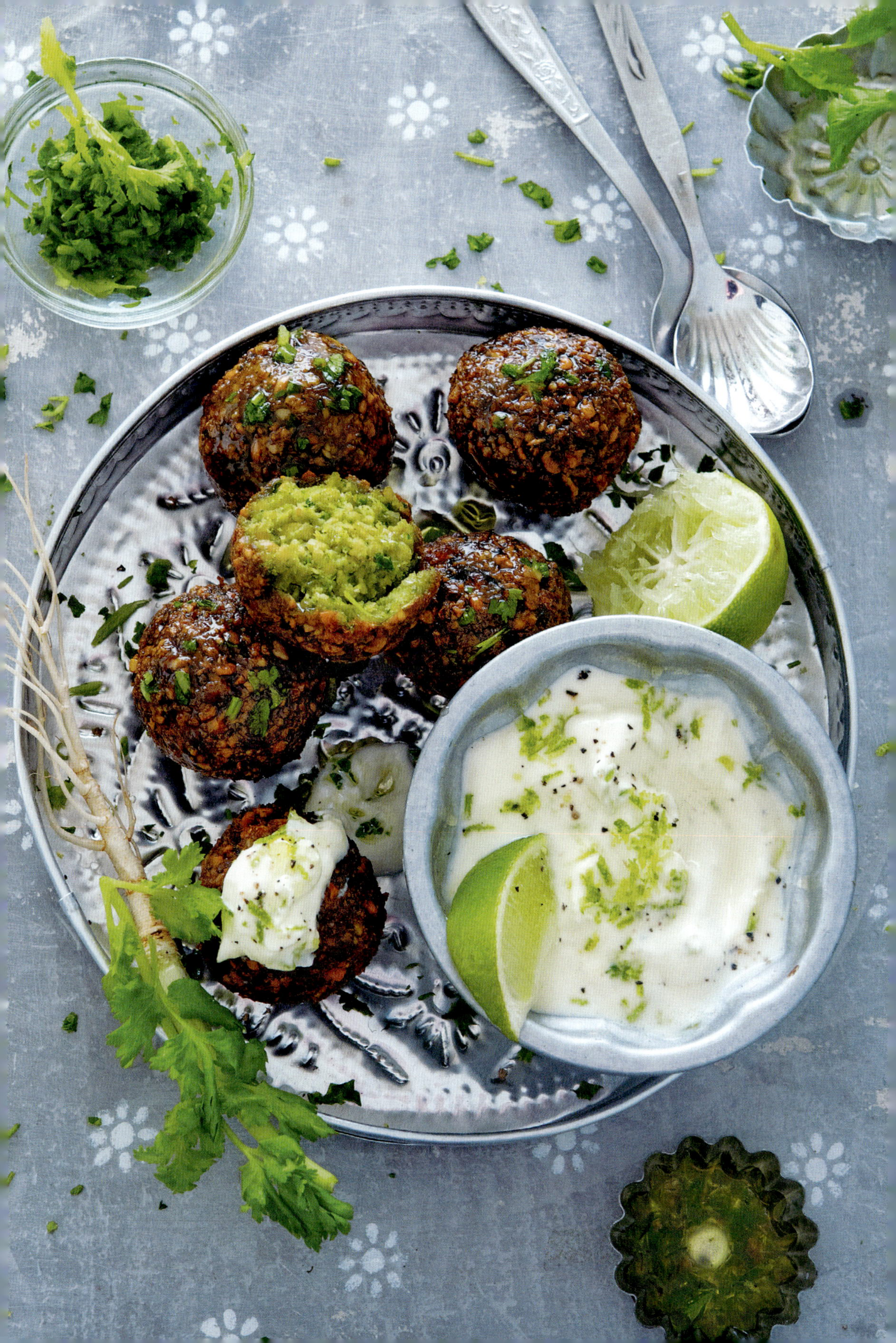

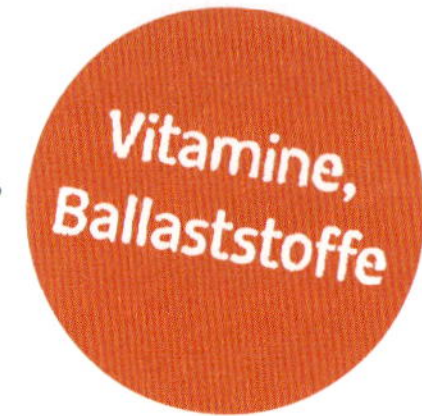

Süßkartoffel-Pommes mit Tomatendip

Süßkartoffeln sind für ihren Gehalt an Vitamin E, das Schönheits- und Augenvitamin, bekannt. Sie machen satt, aber nicht zu satt, und verfügen über viel Beta-Carotin, beinahe so viel wie Karotten. Diese gesunden Pommes werden fast ohne Fett im Backofen knusprig gegrillt.

Zutaten

Für 2 Portionen

- 500 g Süßkartoffeln
- 1 EL Pflanzenöl
- Salz
- schwarzer Pfeffer, frisch gemahlen
- rosenscharfes und edelsüßes Paprikapulver

Für den Dip

- 250 g aromatische Bio-Tomaten
- ½ kleines Bund Petersilie
- 1 kleine Zwiebel
- Saft von ½ Zitrone
- 2 EL Olivenöl
- Salz
- schwarzer Pfeffer, frisch gemahlen

Zubereitungszeit

30 Minuten

Zubereitung

1. Den Backofen auf 220 °C Ober- und Unterhitze oder 200 °C Umluft vorheizen. Ein Backblech mit Backpapier belegen. Die Süßkartoffeln waschen, schälen und in etwa 1 Zentimeter dicke Stifte schneiden.

2. In einer großen Schüssel Pflanzenöl, Salz, Pfeffer und beide Sorten Paprikapulver verrühren. Die Süßkartoffelstifte dazugeben und alles gut vermengen. Auf dem Backblech verteilen und in etwa 20 Minuten im Ofen knusprig backen. Dabei nach der Hälfte der Garzeit wenden.

3. Für den Dip Tomaten waschen, vierteln, entkernen und in kleine Würfel schneiden. Die Petersilie waschen und trocken schütteln. Die Blätter abzupfen und fein hacken. Die Zwiebel abziehen und klein würfeln. Tomaten, Petersilie und Zwiebel mit Zitronensaft und Olivenöl vermengen. Mit Salz und Pfeffer würzen und alles mit dem Stabmixer je nach Belieben grob oder fein pürieren.

Pro Person: 488 kcal, 6 g Eiweiß, 19 g Fett, 66 g Kohlenhydrate, 10 g Ballaststoffe

Variante

Die Pommes können auch süß verzehrt werden. Dafür die Kartoffelstifte nur mit Pflanzenöl vermischt knusprig backen und mit Zimt sowie Rohrohrzucker bestreuen.

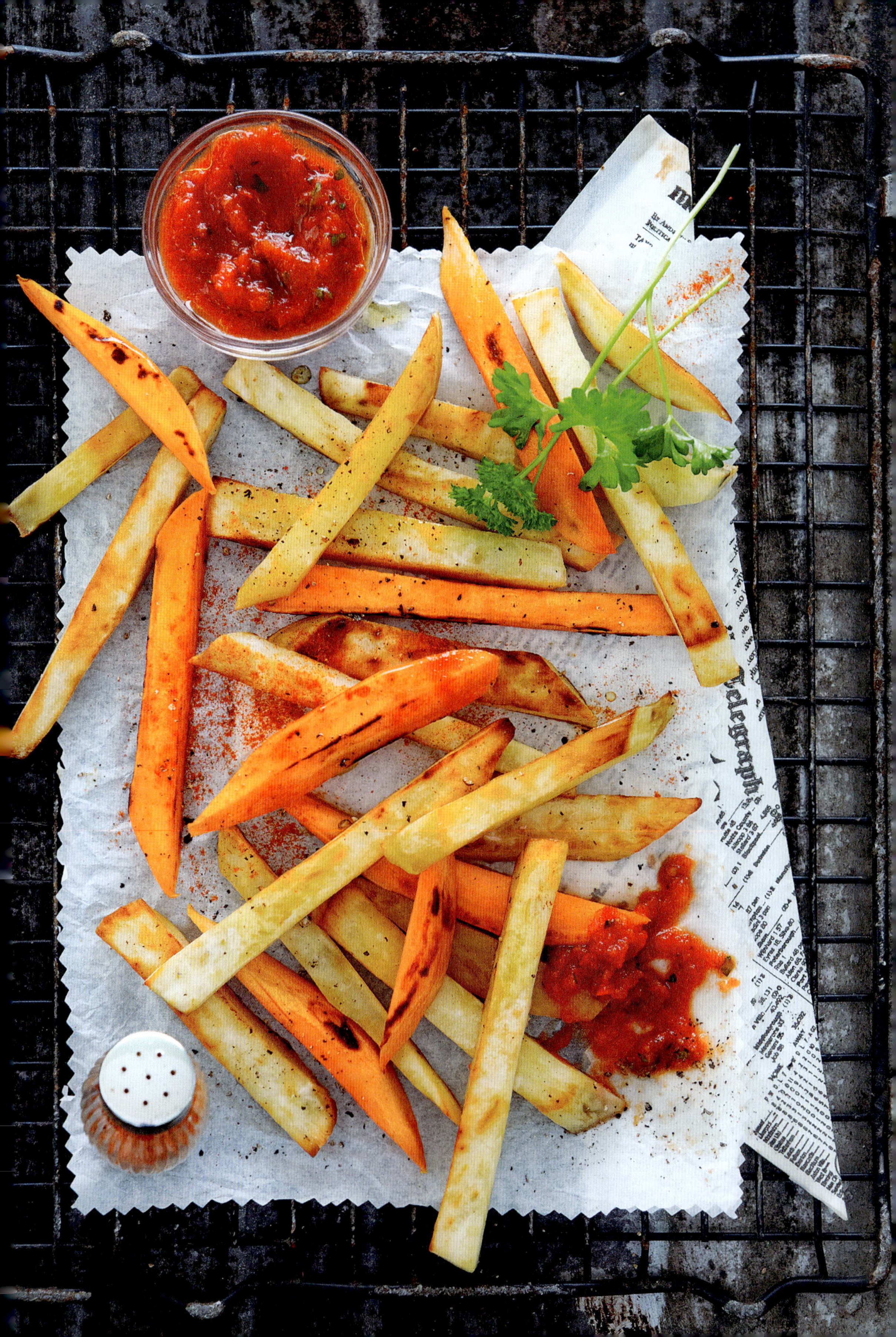
Telegraph

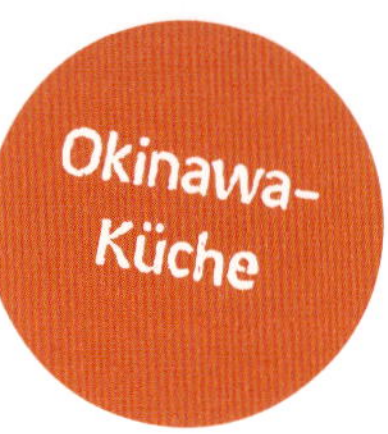

Rohe Frühlingsrollen

Die überaus gesunden Frühlingsrollen, wahres Anti-Aging-Food, kann man frisch zubereitet oder gekühlt genießen. Die dünnen Reisblätter können ganz nach Belieben mit allem möglichen Gemüse, Obst und/oder Salat der Saison gefüllt werden.

Zutaten

Für 2 Portionen

- 8 kleine Blätter Reispapier
- 1 Karotte
- 1 saftige Mango
- 100 g frische Sojabohnensprossen
- 100 g Chinakohl
- ½ kleines Bund Koriander
- 1 EL Honig oder Ahornsirup
- 1 EL Sherryessig oder Reisweinessig
- Salz
- schwarzer Pfeffer, frisch gemahlen
- süß-saure Chilisauce zum Dippen

Zubereitungszeit

30 Minuten

Zubereitung

1. Die Reispapierblätter auf der Arbeitsfläche auslegen und mit Wasser bestreichen, damit sie sich formen lassen. Karotte schälen und in streichholzartige Stifte schneiden. Mango schälen, das Fruchtfleisch vom Stein schneiden und sehr klein würfeln.

2. Die Sojabohnensprossen waschen und abtropfen lassen. Die Chinakohlblätter waschen, trocken schütteln und quer in dünne Streifen schneiden. Den Koriander waschen und ebenfalls trocken schütteln. Die Blätter abzupfen und fein hacken.

3. Den Honig oder Ahornsirup mit dem Sherryessig oder dem Reisweinessig sowie dem Koriander verrühren und mit Salz und Pfeffer würzen. Mit Sojabohnensprossen, Karotte, Mango und Chinakohl locker vermengen und auf den Reispapierblättern verteilen. Die Seiten einschlagen und die Blätter so aufrollen, dass nichts herausfallen kann. Mit der süßsauren Chilisauce als Dip genießen.

Pro Person: 276 kcal, 6 g Eiweiß, 2 g Fett, 53 g Kohlenhydrate, 7 g Ballaststoffe

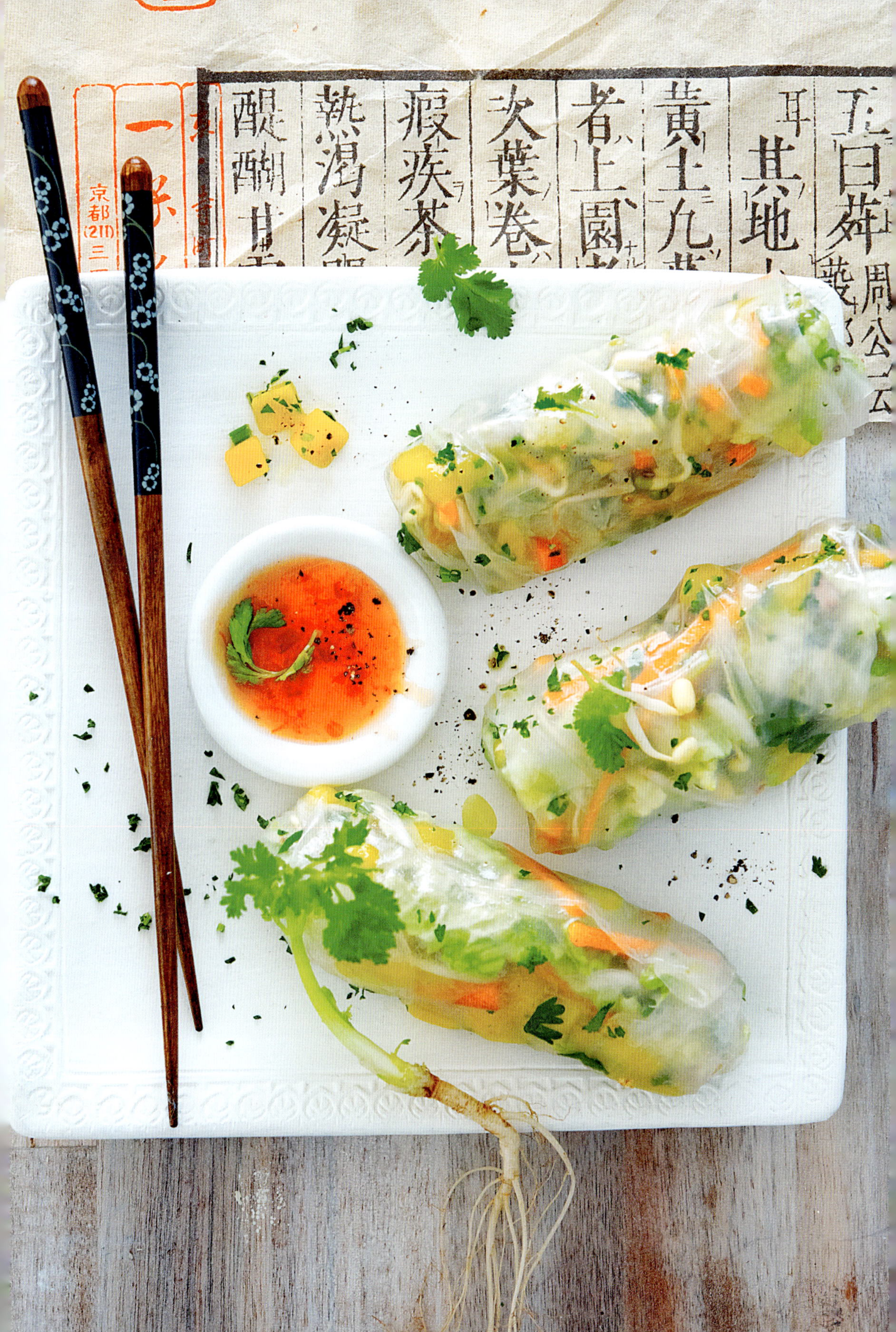
京都
醍醐
熱瀉凝
瘕疾茶
次葉卷
者上圓
黄土丸
其地
五日葬
周公云

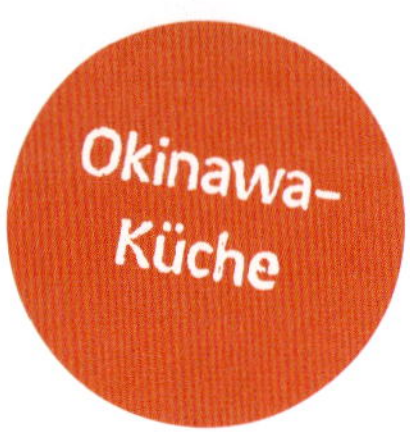

Maki-Sushi mit Avocado

Zu allen Sushivarianten gehören nach klassischer Art immer Sojasauce zum Dippen, etwas Wasabi (Vorsicht: Der »japanische Meerrettich« ist sehr scharf!) und eingelegter Ingwer dazu. Zum Sushirollen ist eine kleine Bambusmatte nötig.

Zutaten

Für 2 Portionen à 12 Stück

- 2 Fleischtomaten
- 1 große Avocado
- ½ TL Zitronensaft, frisch gepresst
- 2 Noriblätter
- 1 TL Wasabipulver
- 1 Rezept Sushireis (siehe S. 98)

Zubereitungszeit

20 Minuten

Zubereitung

1. Die Fleischtomaten blanchieren, häuten, entkernen und in kleinste Würfel schneiden. Die Avocado schälen, halbieren, von Kern befreien, in gleichmäßige Stifte schneiden und mit Zitronensaft beträufeln.

2. Die Noriblätter halbieren. Das Wasabipulver mit 2 Teelöffel kaltem Wasser zu einer cremigen Paste verrühren und kurz quellen lassen. Nun nacheinander die Sushirollen zubereiten: Dazu die 4 Noriblatthälften mit der glänzenden Seite nach unten nacheinander auf eine Bambus-Rollmatte legen.

3. Die Blätter hauchdünn mit der Wasabipaste bestreichen. Den Reis etwa ½ Zentimeter hoch aufstreichen, dabei aber genügend Rand frei lassen, um die Blätter aufrollen zu können.

4. Den Reis mittig mit Tomatenwürfeln bestreuen. Darauf die Avocadostifte verteilen. Die Matte leicht anheben und die Blätter mit der Füllung fest aufrollen. Mit einem sehr scharfen Messer quer halbieren und jede Hälfte wiederum in gleichmäßige Stücke schneiden.

Pro Person: 630 kcal, 10 g Eiweiß, 20 g Fett, 95 g Kohlenhydrate, 10 g Ballaststoffe

Variante

Nicht-Vegetarier können auch eine Variante mit frischem Lachs genießen. Dafür die Sushi wie oben beschrieben vorbereiten und als Füllung 200 Gramm frisches Lachsfilet in hauchdünn geschnittenen Scheibchen verwenden. Mit gehacktem Koriander bestreuen.

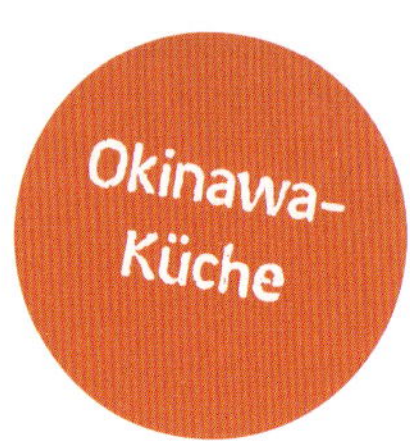

Sushireis

Sushi bedeutet übersetzt gesäuerter Reis, und dies wird durch die Zugabe von Reisessig erreicht.

Zutaten

Für etwa 400 g gekochten Sushireis

- 200 g Sushi-Rundkornreis
- 1 TL Salz
- 4 EL Reisessig
- 1 EL Zucker

Zubereitungszeit

20 Minuten plus etwa 30 Minuten Kühlzeit

Zubereitung

1. Den Reis in einem Haarsieb unter fließendem kaltem Wasser abspülen und gründlich abtropfen lassen.

2. In einem Topf gut 400 Milliliter Wasser mit ⅓ Teelöffel Salz aufkochen. Den Reis einrühren. Etwa 5 Minuten kochen lassen, anschließend die Hitze auf das Minimum reduzieren. Der Reis soll bei geschlossenem Topf rund 15 Minuten ausquellen.

3. Den Topf vom Herd nehmen, den Deckel abnehmen und ein Küchentuch über den Topf legen, sodass der Reis abkühlen kann. Inzwischen den Reisessig mit dem restlichen Salz und dem Zucker kurz aufkochen und ebenfalls abkühlen lassen.

4. Den abgekühlten Reis in eine Schüssel füllen und mit der Würzmischung locker vermengen. Den Reis erst für Sushi verwenden, wenn er vollständig abgekühlt ist.

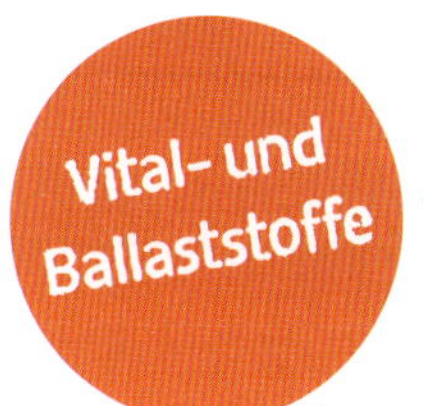

Rote Bete im gemischten Salat

Erdige Wurzel mit würzigem Salat und fruchtigem Akzent, abgerundet mit Walnüssen – so schmeckt Gesundheit mit vielen Vitaminen, mit viel Eisen und zahlreichen Antioxidantien, die das Immunsystem stärken.

Zutaten

Für 2 Portionen

- 3 kleine, rohe Rote-Bete-Knollen
- 1 Frühlingszwiebel
- 1 EL Pflanzenöl, z. B. Rapsöl
- Salz
- schwarzer Pfeffer, frisch gemahlen
- 1 Prise gemahlener Kümmel
- etwas abgeriebene Schale von ¼ Bio-Zitrone
- 2 EL Apfelsaft oder Wasser
- 100 g Rucola
- 1 saftig-süße Birne
- 2 EL Walnussöl
- 1 EL weißer Aceto balsamico
- etwa 10 Walnusshälften

Zubereitungszeit

30 Minuten

Zubereitung

1. Die Roten Beten waschen, schälen und in kleine Würfel schneiden. Am besten geht das mit Einmalhandschuhen, da das Gemüse stark färbt. Die Frühlingszwiebel waschen, putzen und das Weiße fein würfeln.

2. Das Pflanzenöl in einer Pfanne erhitzen und Rote Beten sowie Frühlingszwiebel unter Rühren einige Minuten darin braten. Mit Salz, Pfeffer, Kümmel und Zitronenschale würzen und mit Apfelsaft oder Wasser beträufeln. Die Pfanne vom Herd nehmen.

3. Rucola waschen und gründlich abtropfen lassen. Die Birne waschen, längs vierteln, vom Kerngehäuse befreien und schräg in dünne Scheibchen schneiden.

4. Die abgekühlte Rote-Bete-Mischung mittig auf Teller setzen. Rucola mit Walnussöl, Essig, Salz und Pfeffer gut vermischen und um die Rote-Bete-Mischung herum anrichten. Mit Birnenscheibchen und Walnusshälften garnieren.

Pro Person: 432 kcal, 8 g Eiweiß, 26 g Fett, 35 g Kohlenhydrate, 11 g Ballaststoffe

Tipp

Dazu schmecken frische Bauernbrotscheiben mit Quark und Leinöl.

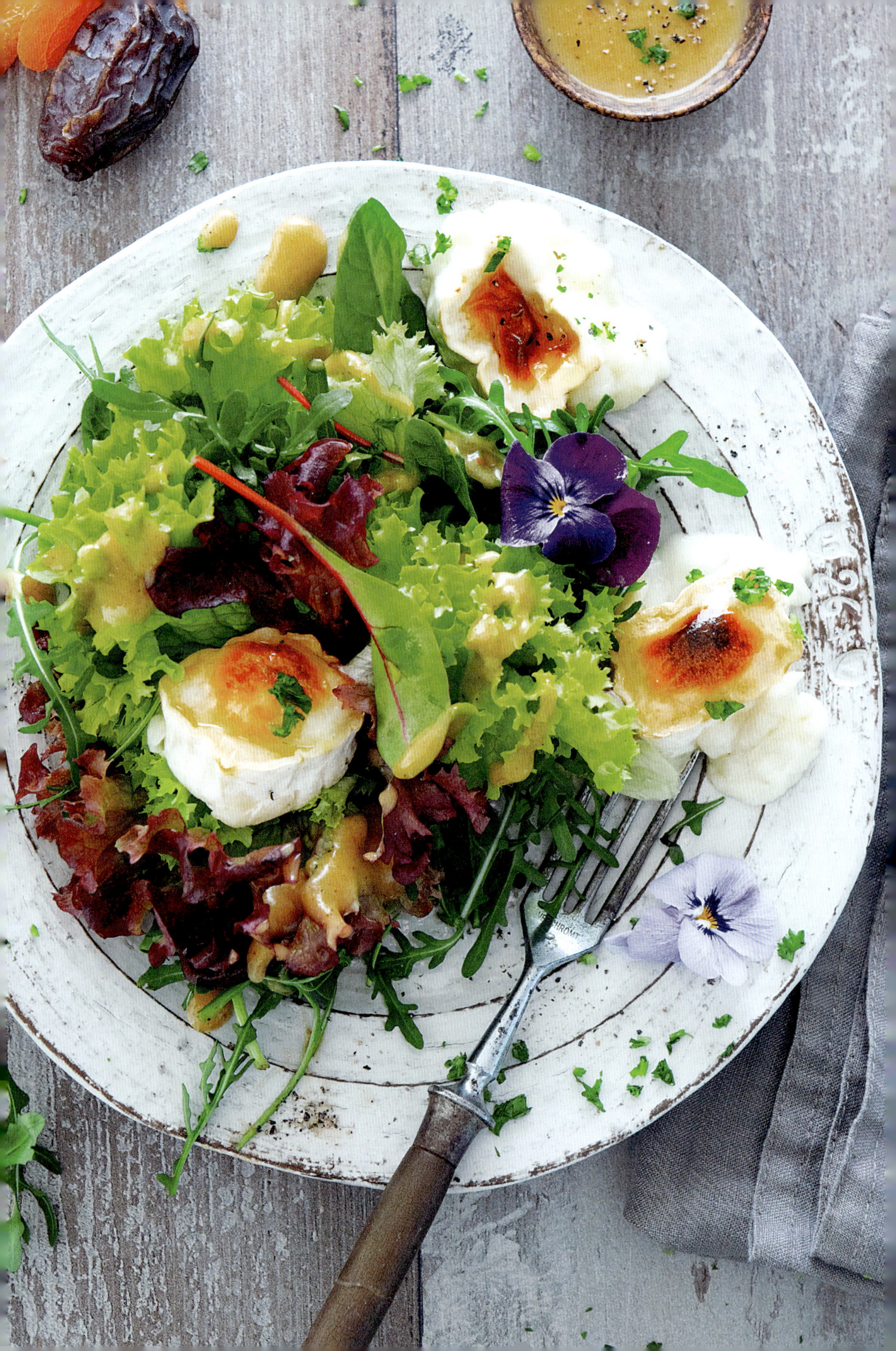

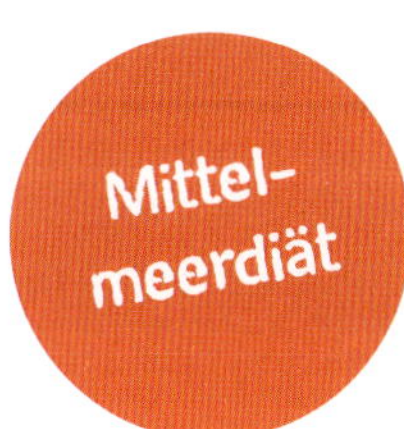

Grüne Salate mit Ziegenkäse und Datteln

Ziegenkäse ist aufgrund seines niedrigen Gehalts an Laktose gut verdaulich und weist hohe Mengen an Kalzium und Zink auf. Datteln gelten als »Brot der Wüste«, da sie reich an Vitaminen, Ballaststoffen und Mineralstoffen sind. Zudem zeichnen sie sich durch einen hohen Anteil an Tryptophan aus, eine Aminosäure, die zur Bildung des Schlafhormons Melatonin beiträgt. Also: Abends einige Datteln essen und beruhigt schlafen gehen.

Zutaten

Für 2 Portionen

- 4 getrocknete Datteln
- 2 getrocknete Aprikosen
- 100 ml heiße Gemüsebrühe
- Saft von 1 Orange
- Salz
- schwarzer Pfeffer, frisch gemahlen
- je 1 Prise Zimtpulver, Piment und Cayennepfeffer
- 1 EL Sherryessig
- 1 EL Olivenöl
- 100 g Pflücksalatblätter, z. B. roter und grüner Eichblattsalat, Lollo rosso und Lollo bionda
- 1 Rolle Ziegenkäse, 200 g
- essbare Blüten zum Garnieren (optional)

Zubereitungszeit

30 Minuten

Zubereitung

1. Für das Dressing die Trockenfrüchte klein schneiden, mit der Gemüsebrühe übergießen und einige Minuten ziehen lassen. Orangensaft dazugießen und alles mit dem Stabmixer pürieren. Mit Salz, Pfeffer, Zimt, Piment und Cayennepfeffer würzen und zuletzt Sherryessig sowie Olivenöl unterrühren.

2. Den Grill des Backofens auf 200 °C vorheizen und ein Backblech mit Backpapier belegen. Den Salat waschen und gründlich abtropfen lassen.

3. Ziegenkäse in 8 Scheiben schneiden, auf das Backblech legen, mit etwas Olivenöl beträufeln und mit Salz und Pfeffer würzen. 3 bis 4 Minuten im Ofen grillen.

4. Den Salat mit dem Dressing locker vermengen – dabei etwas Dressing aufbewahren – und auf Teller verteilen. Die gegrillten Ziegenkäsescheiben daraufgeben und mit dem aufbewahrten Dressing beträufeln. Nach Belieben mit essbaren Blüten garnieren.

Pro Person: 470 kcal, 18 g Eiweiß, 33 g Fett, 13 g Kohlenhydrate, 4 g Ballaststoffe

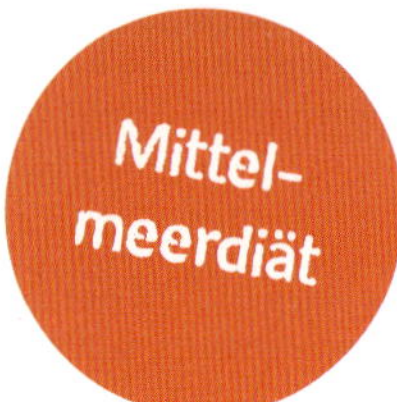

Artischocken mit Quark-Eier-Dip

Über die Artischocke gibt es ausschließlich Gutes zu berichten. Das leicht bittere Gemüse besitzt nicht nur viele Vitamine und Mineralstoffe, sondern hilft auch dabei, die Leberfunktion zu stärken. Zudem enthält die Artischocke das Kohlenhydrat Inulin, das beim Kochen in Fruchtzucker umgewandelt und im Körper ohne Insulin abgebaut wird. So eignet sich die Artischocke auch sehr gut für Diabetiker.

Zutaten

Für 2 Portionen

- 2 frische Artischocken
- ½ Zitrone
- Salz
- 2 Eier
- 1 Schalotte
- ½ kleines Bund Schnittlauch
- 150 g Quark, 40 % Fett i. Tr.
- 50 g Sahne
- 1 TL mittelscharfer Senf
- 1 Spritzer weißer Aceto balsamico
- schwarzer Pfeffer, frisch gemahlen

Zubereitungszeit

30 Minuten

Zubereitung

1. Die Artischocken waschen und von den Stielansätzen befreien. In einem großen Topf reichlich Wasser mit Zitrone und Salz aufkochen. Die Artischocken hineingeben und bei mittlerer Hitze in etwa 20 Minuten gar kochen. Sobald sich ein Blatt locker lösen lässt, sind sie fertig.

2. In der Zwischenzeit die Eier in knapp 10 Minuten hart kochen. Abschrecken, pellen und klein hacken. Schalotte abziehen und fein würfeln. Schnittlauch waschen und in feine Röllchen schneiden.

3. Quark mit Sahne, Senf und Essig cremig rühren. Eierstückchen, Schalotte sowie Schnittlauch unterrühren und mit Salz und Pfeffer würzen.

4. Die gegarten Artischocken auf Teller geben. Die Blätter herausziehen, mit der Ansatzseite in den Quark dippen und das Artischockenfleisch mit den Zähnen herausziehen. Die Artischockenböden vom Heu befreien, so können sie ebenfalls verzehrt werden.

Pro Person: 267 kcal, 19 g Eiweiß, 14 g Fett, 7 g Kohlenhydrate, 15 g Ballaststoffe

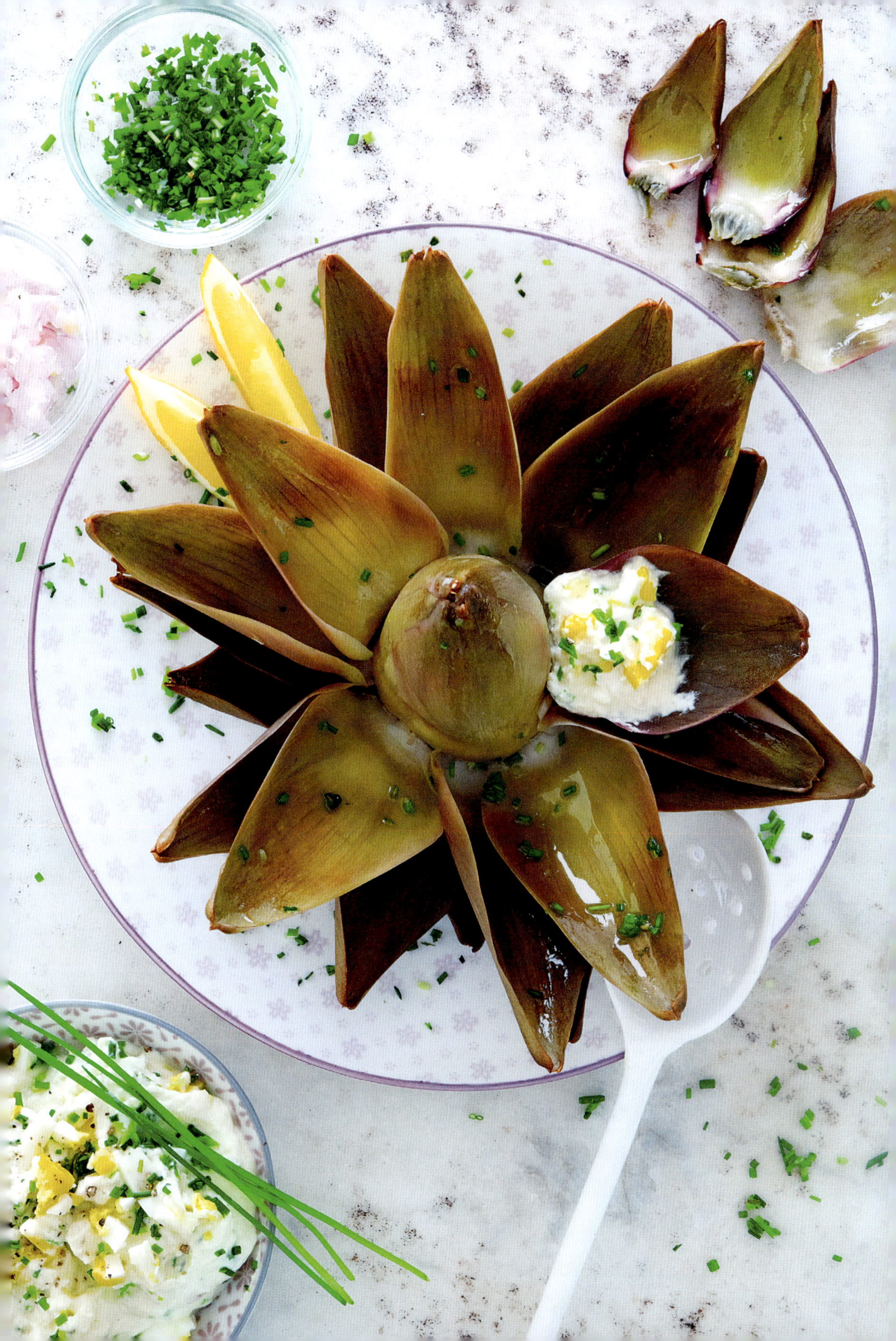

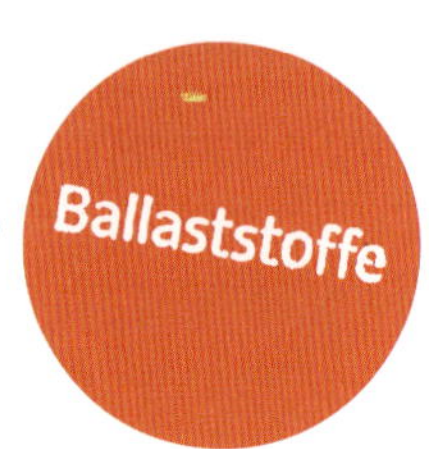

Pastinakenchips mit Erbsenjoghurt

Das vergessene Wurzelgemüse ist ob seiner sehr guten Eigenschaften – des hohen Gehalts an Vitamin E, Vitamin C, Kalium und Folsäure – wiederentdeckt worden. Der leicht süßliche Geschmack der Pastinake, der an eine Mischung aus Karotte und Kartoffel erinnert, lässt sogar Gourmetherzen höher schlagen.

Zutaten

Für 2 Portionen

- 500 g Pastinaken
- 1 EL Olivenöl
- Salz
- schwarzer Pfeffer, frisch gemahlen
- 1 Prise Cayennepfeffer
- 250 g TK-Erbsen
- 150 g Naturjoghurt
- Saft von ¼ Zitrone
- 1 EL frische Minzeblättchen

Zubereitungszeit

25 Minuten

Zubereitung

1. Den Backofen auf 200 °C vorheizen und ein Backblech mit Backpapier belegen. Pastinaken waschen, schälen und in sehr dünne Scheibchen schneiden. In einer Schüssel mit Olivenöl vermengen und mit Salz, Pfeffer sowie Cayennepfeffer würzen. Auf dem Backblech verteilen und etwa 20 Minuten im Ofen garen.

2. In der Zwischenzeit die Erbsen 3 bis 4 Minuten in kochendem Salzwasser blanchieren. Abgießen, mit kaltem Wasser abschrecken und mit Joghurt, Zitronensaft und Minzeblättchen vermischen. Anschließend mit dem Stabmixer cremig pürieren und mit Salz sowie Pfeffer würzen.

Pro Person: 400 kcal, 15 g Eiweiß, 12 g Fett, 50 g Kohlenhydrate, 12 g Ballaststoffe

Variante

Der Erbsenjoghurt kann beliebig mit Knoblauch, Zwiebel, Petersilie, gewürfelten Tomaten und Paprika abgewandelt werden.

Tipp

Noch cremiger wird das Erbsenmus mit 1 bis 2 Esslöffel Erbsenkochwasser.

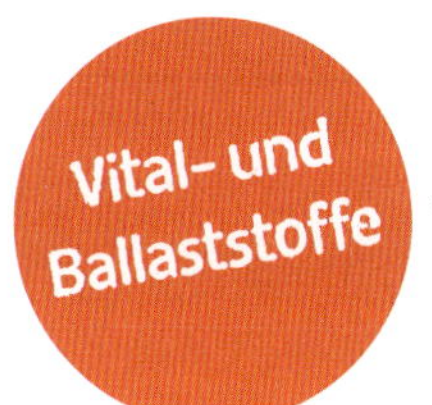

Kürbissuppe mit Orange

Im Herbst sollten Sie unbedingt Kürbis aus der Region genießen, denn dessen Fruchtfleisch und Kerne punkten mit reichlich Vitaminen, Ballaststoffen und Mineralstoffen. Das kalorienarme Gemüse besteht zu über 90 Prozent aus Wasser; erwähnenswert ist auch sein hoher Gehalt an Beta-Carotin, Kalium und Eisen.

Zutaten

Für 2 Portionen

- 400 g Hokkaidokürbis
- ca. 2 cm Ingwerwurzel
- 1 festkochende Kartoffel
- 150 g Suppengemüse (Lauch, Sellerie, Karotte, Petersilie)
- 2 EL Pflanzenöl, z. B. Rapsöl
- Salz
- schwarzer Pfeffer, frisch gemahlen
- Cayennepfeffer
- ½ l Gemüsebrühe
- 1 Bio-Orange
- 100 ml ungesüßter Mandeldrink

Zubereitungszeit

40 Minuten

Zubereitung

1. Kürbis waschen, entkernen und in etwa 2 Zentimeter große Stücke schneiden. Ingwer schälen und fein würfeln. Kartoffel waschen, schälen und in kleine Stücke schneiden. Suppengemüse waschen, Sellerie und Karotte schälen. Den Lauch in Ringe, Sellerie und Karotte in Würfel schneiden. Petersilie hacken und zum Garnieren beiseitelegen.

2. Das Pflanzenöl in einem breiten Topf erhitzen und Suppengemüse, Kartoffel sowie Ingwer etwa 2 Minuten darin andünsten. Den Kürbis hinzufügen und alles weitere 3 bis 4 Minuten dünsten. Mit Salz, Pfeffer und etwas Cayennepfeffer würzen. Die Gemüsebrühe angießen und aufkochen lassen. Anschließend die Hitze reduzieren und den Kürbis in etwa 15 Minuten gar köcheln.

3. In der Zwischenzeit die Orange heiß waschen und mit Küchenkrepp trocknen. Die Schale fein abreiben, anschließend die Orange halbieren und den Saft auspressen.

4. Mandeldrink sowie Orangensaft unter die Kürbissuppe rühren und diese mit dem Stabmixer grob bis fein pürieren. Abschmecken und mit Petersilie sowie Orangenabrieb garnieren.

Pro Person: 184 kcal, 5 g Eiweiß, 6 g Fett, 23 g Kohlenhydrate, 9 g Ballaststoffe

Tipp

Bei der Kürbissorte Hokkaido kann die Schale mitgekocht und mitgegessen werden.

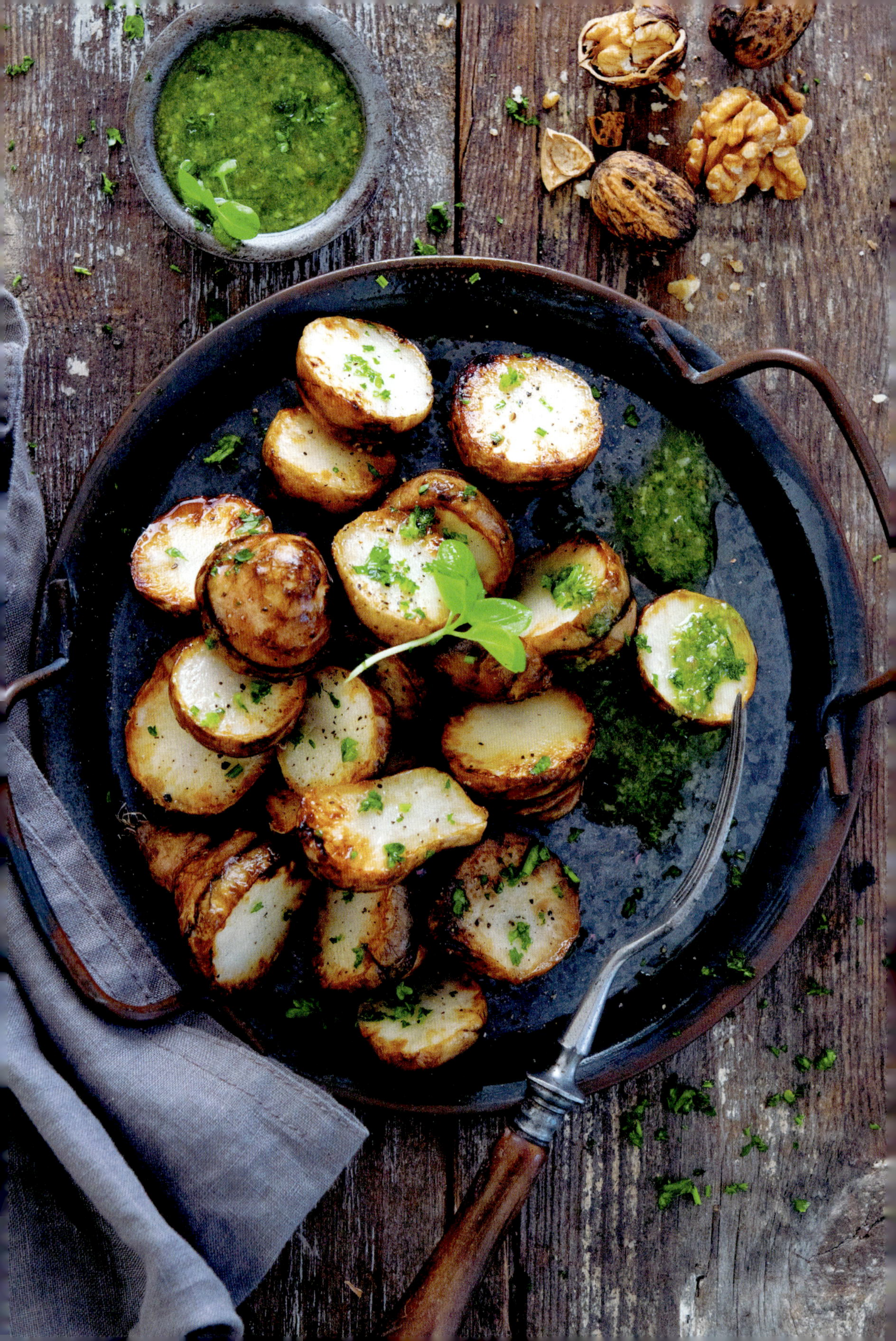

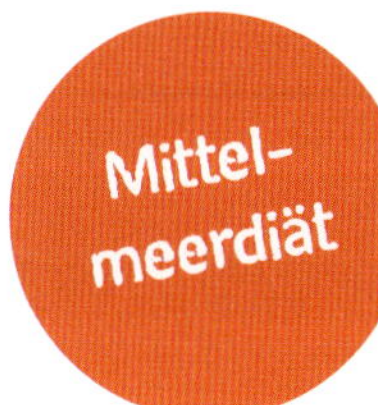

Topinambur mit Walnusspesto

Dieses Gericht ist rundum vegan. Die Hefeflocken verleihen der Kräuter-Nuss-Mischung einen leichten Käsegeschmack. Vegetarier können für das Pesto nach Art der Italiener auch Parmesankäse statt der Hefeflocken verwenden.

Zutaten

Für 2 Portionen

- 500 g Topinambur
- 5 EL Olivenöl
- Salz oder grobes Meersalz
- schwarzer Pfeffer, frisch gemahlen
- 1 Bund Basilikum
- 1 kleines Bund Petersilie
- 2 Knoblauchzehen
- 50 g Walnüsse
- 1 EL Pinienkerne
- 1 EL Edelhefeflocken

Zubereitungszeit

30 Minuten

Zubereitung

1. Den Backofen auf 200 °C vorheizen. Die Topinamburknollen gründlich waschen und je nach Größe halbieren oder vierteln. In einer Auflaufform mit 2 Esslöffel Olivenöl sowie Salz und Pfeffer gut vermischen und anschließend etwa 20 Minuten im Ofen backen. Dabei 1- bis 2-mal wenden.

2. Inzwischen die Kräuter waschen und trocken schütteln. Die Blätter abzupfen. Knoblauch abziehen und grob schneiden. Kräuter und Knoblauch mit Walnüssen, Pinienkernen und restlichem Olivenöl in den Mixer geben oder mit dem Stabmixer pürieren. Zum Schluss die Hefeflocken unterrühren und mit Salz sowie Pfeffer abschmecken.

Pro Person: 744 kcal, 18 g Eiweiß, 60 g Fett, 18 g Kohlenhydrate, 34 g Ballaststoffe

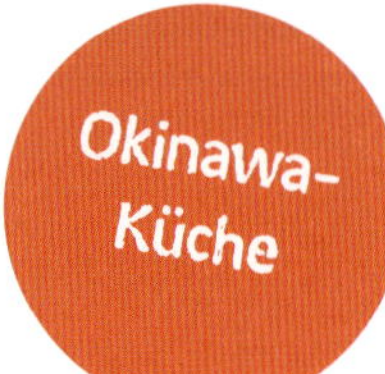

Süßkartoffelsuppe mit Räuchertofu

In der japanischen Küche der Okinawa-Inseln hat die Süßkartoffel einen hohen Stellenwert für die Gesundheit; dafür wird weniger geschälter Reis gegessen, der unter anderem den Blutzuckerspiegel in die Höhe treibt. Und als Fett wird Rapsöl verwendet – quasi wie das Olivenöl in der europäischen Küche der Mittelmeerregion.

Zutaten

Für 2 Portionen

- 500 g Süßkartoffeln
- 1 Fleischtomate
- 1 kleine Zwiebel
- 1 Knoblauchzehe
- ca. 2 cm Ingwerwurzel
- 1 kleine Karotte
- ½ kleines Bund Petersilie oder Koriander
- 3 EL Rapsöl
- Salz
- schwarzer Pfeffer, frisch gemahlen
- 300 ml Gemüsebrühe
- 100 ml Sojasahne oder Kokosmilch
- 200 g Räuchertofu
- 1 EL Tamari (japanische Sojasauce)

Zubereitungszeit

40 Minuten

Zubereitung

1. Süßkartoffeln und Tomate waschen. Süßkartoffeln schälen und mit der Tomate in gleich große Stücke schneiden. Zwiebel und Knoblauch abziehen, Ingwer und Karotte schälen. Alles fein würfeln. Petersilie oder Koriander waschen und trocken schütteln. Die Blätter abzupfen und fein hacken.

2. Die Hälfte des Rapsöls in einem breiten Topf erhitzen und Zwiebel, Knoblauch sowie Ingwer kurz darin andünsten. Süßkartoffeln, Tomate und Karotte dazugeben und unter Rühren einige Minuten mitdünsten.

3. Die Süßkartoffelmischung mit Salz und Pfeffer würzen. Gemüsebrühe und Sojasahne oder Kokosmilch angießen und aufkochen lassen. Anschließend die Hitze reduzieren und alles knapp 15 Minuten leise weiterköcheln lassen.

4. Den Räuchertofu mit Küchenkrepp abtupfen, in Würfel schneiden und in dem restlichen Rapsöl rundum kräftig anbraten. Auf Suppenschalen verteilen. Den Bratensatz mit Tamari lösen und über den Tofu träufeln. Die Suppe abschmecken, mit dem Stabmixer fein pürieren und in die Suppenschalen gießen. Großzügig mit Petersilie oder Koriander bestreuen.

Pro Person: 632 kcal, 22 g Eiweiß, 25 g Fett, 71 g Kohlenhydrate, 12 g Ballaststoffe

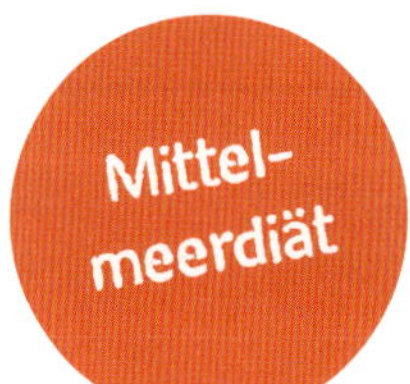

Curry-Hummus mit Gemüse

Eine vor allem gesunde und leckere Mahlzeit wird mit diesem Rezept aus Kichererbsen, Sesampaste und rohem Gemüse bereitet. Viele Vitamine sowie Kalzium, Eisen und Phosphor stärken das Immunsystem und somit den gesamten Organismus.

Zutaten

Für 2 Portionen

- 250 g getrocknete Kichererbsen
- Salz
- ¼ TL Currypulver
- 100 g ungesalzene Sesampaste (Tahin)
- Saft von 1 Zitrone
- 1 kleines Bund Petersilie
- 2–3 EL Olivenöl
- 1 Messerspitze rosenscharfes Paprikapulver

Zum Dippen

- 1 Paprikaschote
- 2 Stangen Sellerie
- 2 Karotten

Zubereitungszeit

20 Minuten
plus 8 Stunden Einweichzeit
und 1 Stunde Kochzeit

Zubereitung

1. Die Kichererbsen in einer Schüssel gut mit Wasser bedecken und mindestens 8 Stunden, am besten aber über Nacht, einweichen.

2. Die Kichererbsen in ein Sieb abgießen, gründlich mit kaltem Wasser abspülen und mit frischem Wasser in einen Topf geben. Aufkochen lassen und anschließend in etwa 1 Stunde gar kochen; dabei immer wieder den entstandenen Kochschaum mit einer Schaumkelle abschöpfen.

3. Die Kichererbsen erneut abgießen – dabei etwas von der Kochflüssigkeit auffangen –, abspülen und abtropfen lassen. Mit dem Stabmixer oder im Standmixer mit der aufgefangenen Kochflüssigkeit sowie Salz und Currypulver cremig pürieren und mit Sesampaste und Zitronensaft verrühren.

4. Petersilie waschen und trockenschütteln. Die Blätter abzupfen und hacken. Paprikaschote, Sellerie und Karotten waschen, putzen und in handliche Sticks schneiden.

5. Zum Servieren das Hummus auf flache Teller geben, mit Olivenöl beträufeln, mit Paprikapulver bestäuben und mit Petersilie bestreuen. Das Gemüse zum Dippen dazu servieren.

Pro Person: 961 kcal, 35 g Eiweiß, 47 g Fett, 82 g Kohlenhydrate, 30 g Ballaststoffe

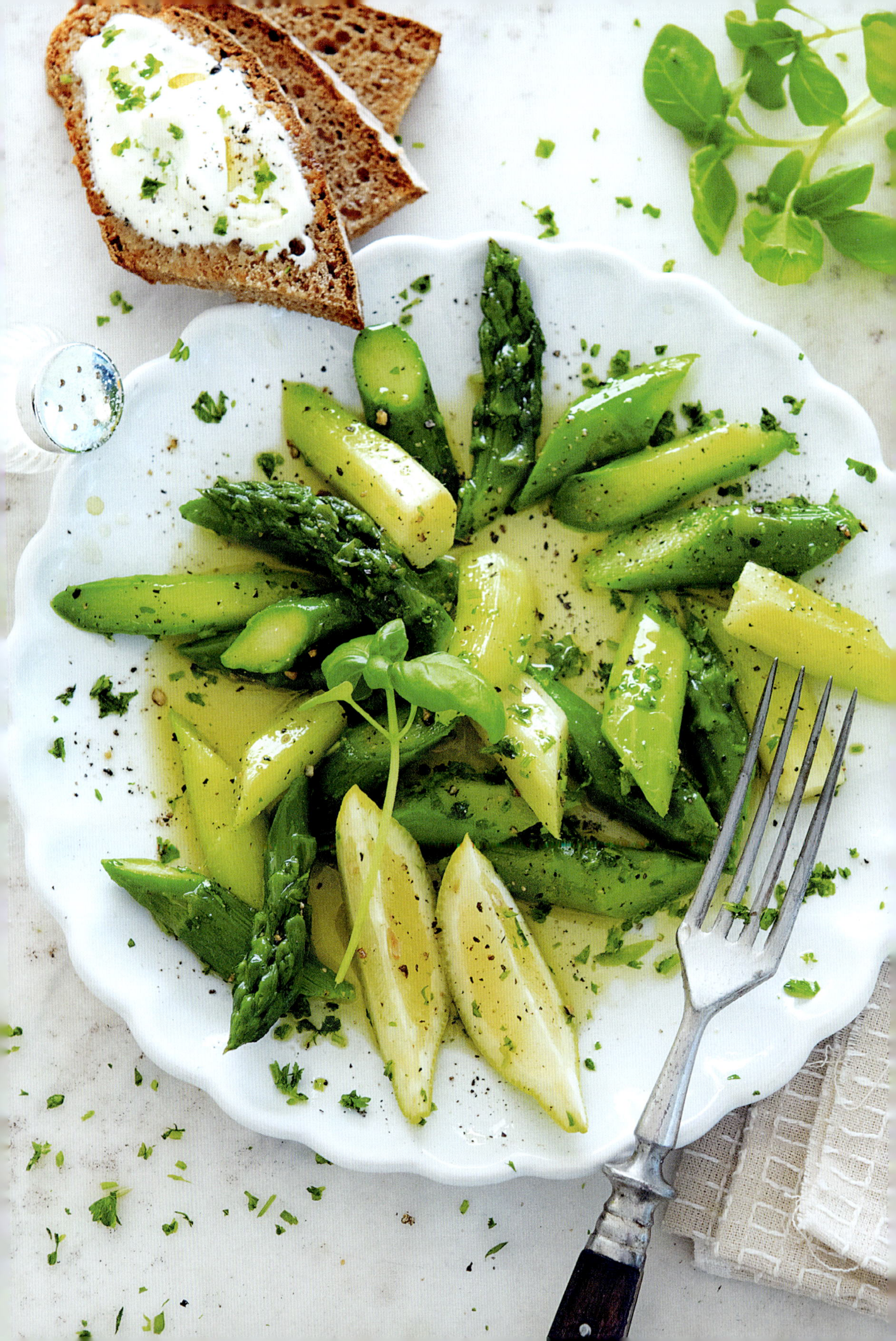

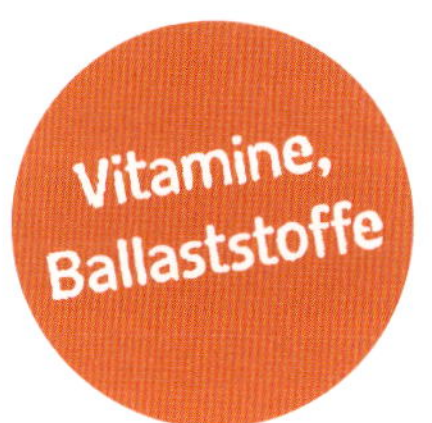

Lauwarmer Spargelsalat mit Basilikum

Spargel ist kalorienarm und steckt voller Proteine. Apfelessig besitzt eine Fülle wertvoller Inhaltsstoffe, die unser gesamtes Stoffwechselgeschehen in Schwung bringen, die Durchblutung verbessern und ganz allgemein der Gesundheit förderlich sind. Abgerundet wird dieser Salat durch saftig-grünes Basilikum, das unser Immunsystem auf Vordermann bringt.

Zutaten

Für 2 Portionen

- 1 kg grüner Spargel
- 1 Messerspitze Butter
- 1 Prise Zucker
- 1 Spritzer Zitronensaft, frisch gepresst
- Salz
- ½ Bund Basilikum
- 2 EL Apfelessig
- 1 EL Apfeldicksaft oder Ahornsirup
- 1 EL Walnussöl
- schwarzer Pfeffer, frisch gemahlen

Zubereitungszeit

30 Minuten

Zubereitung

1. Den Spargel schälen, die Enden abschneiden. Die Stangen in etwa 3 Zentimeter lange Stücke schneiden und mit Butter, Zucker und Zitronensaft in reichlich Salzwasser in 3 bis 4 Minuten knackig bissfest garen oder – je nach Belieben – noch einige Minuten weiterkochen.

2. In der Zwischenzeit das Basilikum waschen und trocken schütteln. Die Blätter abzupfen und in Streifen schneiden. Apfelessig, Apfeldicksaft oder Ahornsirup, Walnussöl und 3 Esslöffel Spargelwasser zu einem Dressing verrühren. Mit Salz und Pfeffer würzen.

3. Die Spargelstücke abgießen und noch warm mit dem Dressing sowie den Basilikumstreifen locker vermengen.

Pro Person: 207 kcal, 10 g Eiweiß, 9 g Fett, 17 g Kohlenhydrate, 7 g Ballaststoffe

Tipp

Dazu knusprig gebratene Tofuwürfel oder verschiedene Schinkensorten, ob geräuchert oder gekocht, genießen. Auch ofenfrisches Sauerteigbrot mit Walnüssen, bestrichen mit Quark oder Butter, schmeckt hervorragend dazu.

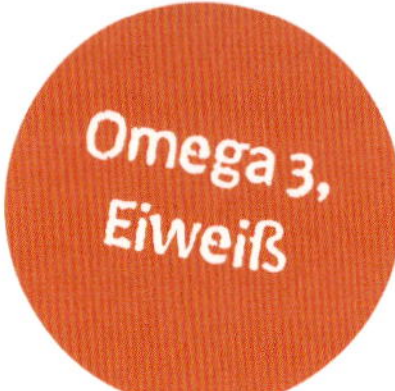

Pellkartoffeln mit Harzer Käse und Leinöl

Der fettarme Gelbkäse, der ursprünglich aus dem Harzer Oberland stammt, ist eine ideale Proteinquelle. Perfekt ergänzt wird er durch das wertvolle Leinöl, das viele Omega-3-Fettsäuren enthält und das Gericht zu einem wahren Gesundheits-Booster macht.

Zutaten

Für 2 Portionen

- 500 g kleine Kartoffeln
- Salz
- Kümmelsamen
- 2 Frühlingszwiebeln
- 200 g Harzer Käse
- 3 EL Leinöl
- 1 EL Weißweinessig
- schwarzer Pfeffer, frisch gemahlen

Zubereitungszeit

30 Minuten

Zubereitung

1. Kartoffeln waschen und in Salzwasser mit etwas Kümmel in etwa 20 Minuten gar kochen. Frühlingzwiebeln waschen, putzen und fein würfeln.

2. Die Käsescheiben voneinander lösen und in eine Schüssel geben. Mit Leinöl und Essig begießen und im Kühlschrank kurz ziehen lassen.

3. Kartoffeln abgießen, pellen und auf Teller verteilen. Die marinierten Käsescheiben dazu anrichten und alles mit Salz sowie Pfeffer würzen und mit Frühlingszwiebeln bestreuen.

Pro Person: 479 kcal, 34 g Eiweiß, 23 g Fett, 30 g Kohlenhydrate, 3 g Ballaststoffe

Variante

Zu den Pellkartoffeln Quark mit Leinöl genießen, Quark ist ebenfalls ein hervorragender Eiweißlieferant. Dafür 250 Gramm Magerquark mit 2 Esslöffel Leinöl cremig rühren und mit Salz sowie Pfeffer würzen. Zum Schluss frische Schnittlauchröllchen unterrühren und servieren.

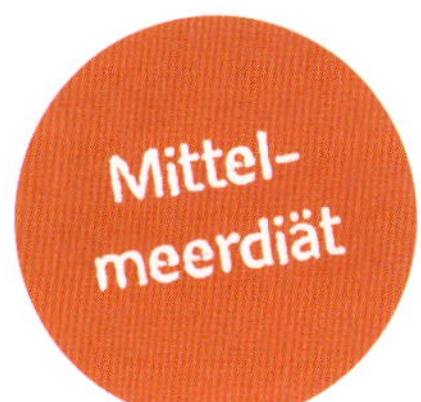

Vollkornspaghetti mit Pesto

Das volle Korn enthält mehr Ballaststoffe und sättigt länger. Zudem finden sich in Vollkornnudeln mehr Nährstoffe als in Weißmehlnudeln. Das Pesto aus reichlich Olivenöl, Basilikum, Pinienkernen, Parmesan und Knoblauch macht aus dem Gericht eine rundum gesunde Sache.

Zutaten

Für 2 Portionen

- 250 g Vollkornspaghetti
- Salz
- 50 g Pinienkerne
- 2 Knoblauchzehen
- 1 kleines Bund Basilikum
- 2 EL geriebener Parmesan
- 5 EL Olivenöl

Zubereitungszeit

30 Minuten

Zubereitung

1. Die Nudeln in sprudelnd kochendes Salzwasser geben und in 10 bis 12 Minuten bissfest garen.

2. In der Zwischenzeit die Pinienkerne in einer beschichteten heißen Pfanne kurz rösten, bis sie duften. Knoblauch abziehen und klein schneiden. Basilikum waschen und trocken schütteln. Die Blätter abzupfen. Pinienkerne, Knoblauch, Basilikum und Parmesan in der Küchenmaschine pürieren und dabei nach und nach das Olivenöl dazugießen.

3. Die Spaghetti abgießen und tropfnass in eine Schüssel geben. Mit dem Pesto locker vermengen und servieren.

Pro Person: 932 kcal, 31 g Eiweiß, 51 g Fett, 79 g Kohlenhydrate, 17 g Ballaststoffe

Tipp

Das Wort »Pesto« stammt vom italienischen *pestare*, zerstampfen. Ursprünglich wurden die Zutaten im Mörser zerstampft und zerrieben und anschließend mit Olivenöl vermengt. Das traditionelle Rezept stammt aus der ligurischen Stadt Genua.

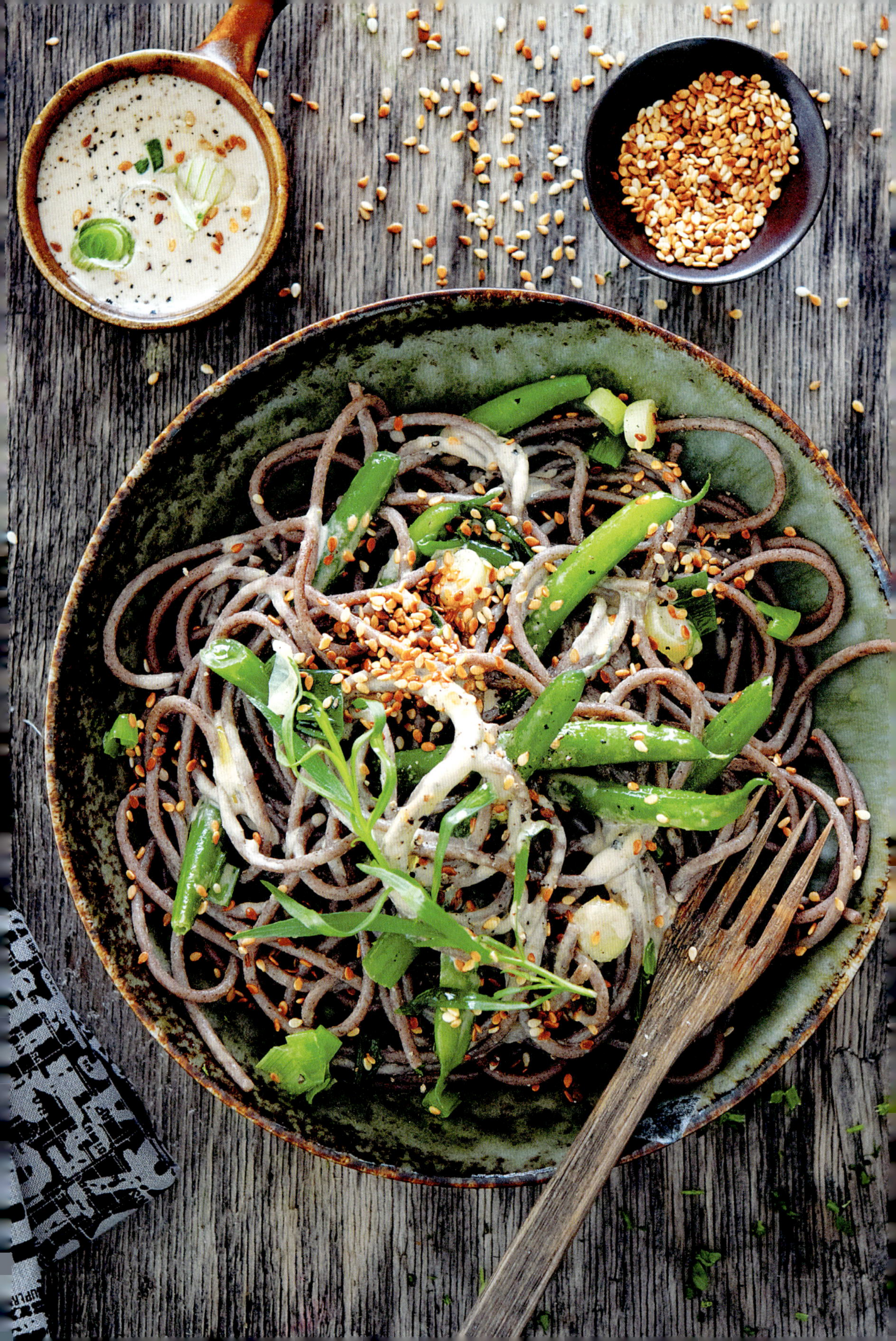

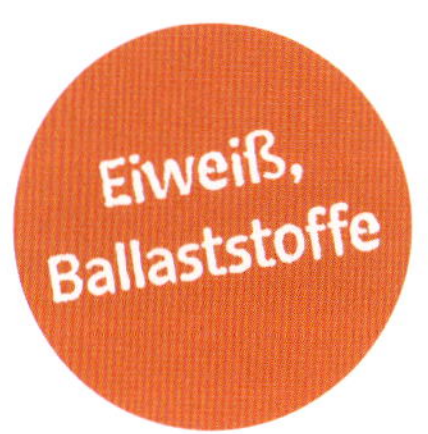

Buchweizennudeln mit Sesambohnen

Buchweizen ist kein Weizen, sondern ein Pseudogetreide, das kein Gluten enthält und für Menschen mit Zöliakie eine gute Alternative zu herkömmlichen Weizenprodukten darstellt. Sesam ist die wahrscheinlich älteste Ölpflanze der Welt. Das Krautgewächs bringt Kapselfrüchte mit gelb-weißen, schwarzen oder roten Samen hervor.

Zutaten

Für 2 Portionen

- 200 g Buchweizennudeln
- Salz
- 3 Stängel Estragon
- 300 g grüne Bohnen
- 1 Zwiebel
- 1 Knoblauchzehe
- 2 Frühlingszwiebeln
- 1 TL Sesamsamen
- 2 EL Erdnussöl
- schwarzer Pfeffer, frisch gemahlen
- 2 EL Sesampaste (Tahin)
- 100 ml Gemüsebrühe

Zubereitungszeit

30 Minuten

Zubereitung

1. Die Buchweizennudeln in kochendem Salzwasser 6 bis 8 Minuten garen. Abgießen, mit kaltem Wasser abschrecken und im Sieb abtropfen lassen.

2. Estragon waschen und trocken schütteln. Die Blätter abzupfen und hacken. Bohnen waschen, putzen und 1 Minute in kochendem Salzwasser blanchieren. Abgießen, mit kaltem Wasser abschrecken und abtropfen lassen. Zwiebel und Knoblauch abziehen und fein würfeln. Frühlingszwiebeln waschen, putzen und ebenfalls klein würfeln.

3. Sesamsamen in einer beschichteten heißen Pfanne unter Schwenken rösten; sobald er zu duften beginnt, herausnehmen und auf einen Teller geben. Das Erdnussöl in der Pfanne erhitzen und Zwiebel, Knoblauch sowie Frühlingszwiebeln unter ständigem Rühren darin andünsten.

4. Die Bohnen hinzufügen und mit Salz sowie Pfeffer würzen. Sesampaste mit Gemüsebrühe verrühren und mit den Buchweizennudeln in die Pfanne geben. Abschmecken und mit Sesamsamen sowie Estragon vermengen.

Pro Person: 674 kcal, 17 g Eiweiß, 28 g Fett, 84 g Kohlenhydrate, 8 g Ballaststoffe

Sardische Kost

Gemüsesuppe mit Artischocken

Wer die Apotheke der Natur beim Essen nutzen will, sollte ausschließlich regional und saisonal erhältliche sowie nachhaltig angebaute und unbehandelte Lebensmittel zu sich nehmen. Bei diesem Rezept machen weiße Bohnen und die kleinen stacheligen Artischocken die Suppe zum Fest. Auf Sardinien nennt man die Artischocken *carciofi spinosi di Sardegna.*

Zutaten

Für 2 große Portionen

- 4 kleine Artischocken
- Saft von 1 Zitrone
- 1 l Gemüsebrühe (siehe Tipp)
- 150 g dicke weiße Bohnen (TK)
- 1 EL Petersilienblättchen
- 1 Knoblauchzehe
- etwas abgeriebene Schale von 1 Bio-Zitrone
- Salz
- schwarzer Pfeffer, frisch gemahlen

Zubereitungszeit

30 Minuten

Zubereitung

1. Die Artischocken entstielen und von allen festen Blättern befreien, bis nur noch die inneren, weichen Blätter übrig sind. Anschließend den oberen Teil der Artischocken abschneiden. Jede Artischocke längs halbieren; dann die roten inneren Blätter entfernen und das Heu herauskratzen. Die geputzten Artischockenhälften bis zur Weiterverarbeitung jeweils in kaltes Zitronenwasser legen, damit sie sich nicht schwarz verfärben.

2. Die Artischockenhälften quer in dünne Scheiben schneiden. Die Gemüsebrühe erhitzen und Artischocken sowie Bohnen hineingeben. Die Suppe etwa 15 Minuten ziehen lassen, bis das Gemüse gar ist.

3. Inzwischen Petersilie hacken, Knoblauch abziehen und würfeln. Beides mit Zitronenschale in die Suppe rühren. Mit Salz und Pfeffer würzen.

Pro Person: 303 kcal, 14 g Eiweiß, 10 g Fett, 23 g Kohlenhydrate, 28 g Ballaststoffe

Tipp

Für 2 Liter Gemüsebrühe 1 Bund Suppengemüse waschen, putzen und grob zerkleinern. 1 Stange Sellerie waschen, putzen und in kleine Stücke schneiden. 2 Frühlingszwiebeln waschen, putzen und vierteln, den grünen Teil klein schneiden. 1 Bund gemischte Kräuter waschen. In einem Topf 2¼ Liter Wasser aufkochen. Die vorbereiteten Zutaten mit 1 kräftigen Prise Salz sowie 5 weißen Pfefferkörnern hineingeben. Das Gemüse bei mittlerer Hitze etwa 30 Minuten simmern lassen. Durch ein Haarsieb abgießen, dabei die Brühe auffangen; Letztere abkühlen lassen und portionsweise einfrieren.

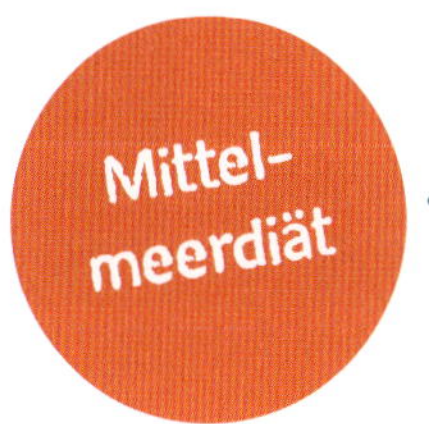

Avocadomus mit Rohkost

Die Avocado steckt voller gesunder ungesättigter Fettsäuren, für die Veganer ist sie zur Butter auf dem Brot geworden. Ob frisch aus der Schale gelöffelt, in Scheiben geschnitten im Salat verwendet, zum Smoothie gemixt oder als Püree immer wieder anders gewürzt – die Avocado ist einfach ein Alleskönner.

Zutaten

Für 2 Portionen

- 250 g kleine Karotten
- 1 Stange Sellerie
- ½ Salatgurke
- 1 reife Avocado
- Saft von ¼ Zitrone oder Limette
- 100 g saure Sahne
- Salz
- schwarzer Pfeffer, frisch gemahlen
- 1 Messerspitze Chilipulver
- 1 TL gehacktes Koriandergrün

Zubereitungszeit

30 Minuten

Zubereitung

1. Karotten waschen, putzen, schälen und je nach Größe ganz lassen oder in mundgerechte Sticks schneiden. Sellerie waschen und putzen. Gurke waschen, schälen, längs halbieren und entkernen. Mit dem Sellerie ebenfalls in handliche Sticks schneiden.

2. Avocado schälen, halbieren und den Kern entfernen. Das Fruchtfleisch klein schneiden und mit Zitronen- oder Limettensaft sowie saurer Sahne mit dem Stabmixer pürieren. Mit Salz, Pfeffer und Chili würzen und mit Koriandergrün bestreuen. Avocadomus zusammen mit der Rohkost zum Dippen servieren.

Pro Person: 336 kcal, 5 g Eiweiß, 25 g Fett, 17 g Kohlenhydrate, 10 g Ballaststoffe

Varianten

Die Umweltbilanz der Avocado sieht leider nicht so gut aus wie ihre Bilanz an gesundheitlich förderlichen Inhaltsstoffen. Letztere kann auch mit regionalen Lebensmitteln wie Rapsöl, Leinsamen, Walnüssen und Roter Bete erzielt werden. Im Herbst bietet sich zudem ein Mus aus Maronen, Esskastanien, an: Diese sind ebenfalls ein wahres Füllhorn an Mineralstoffen, Vitaminen und guten Fetten.

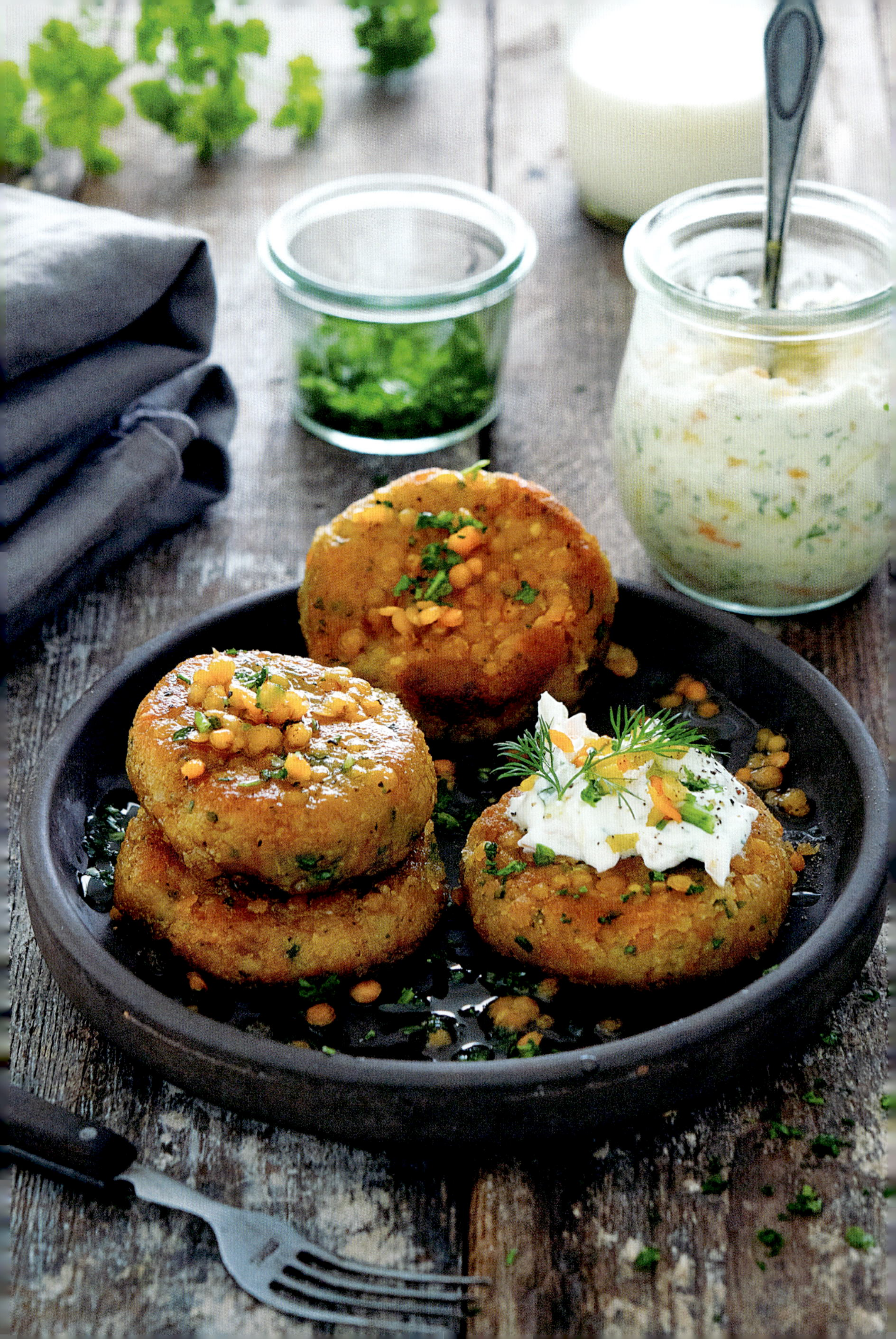

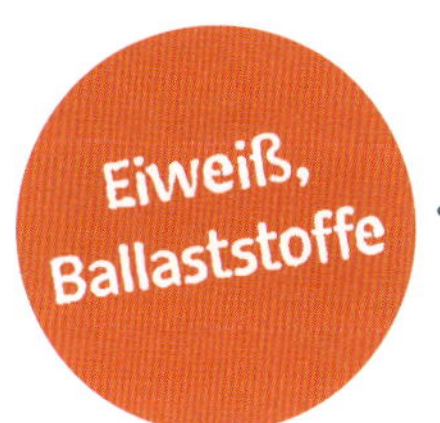

Linsenküchlein mit Karottenquark

Gesunde Proteine, dazu leckerer Quark und frische Kräuter: Das zeichnet dieses Gericht aus. Die Küchlein können portionsweise eingefroren werden, im Kühlschrank halten sie sich bis zu 2 Tage. Mit unterschiedlichen Salaten kombiniert kommen sie immer wieder im neuen Gewand daher.

Zutaten

Für 10–12 Stück

- 200 g rote Linsen
- 1 kleine Zwiebel
- 1 kleines Bund gemischte Kräuter
- 2 EL Rapsöl plus 50 ml Rapsöl zum Braten
- Salz
- schwarzer Pfeffer, frisch gemahlen
- 500 ml heiße Gemüsebrühe
- 200 g Quark, 40 % Fett i. Tr.
- 1 Karotte
- 1 Ei
- 50 g Vollkornpaniermehl

Zubereitungszeit

40 Minuten

Zubereitung

1. Die roten Linsen in einem Sieb gründlich waschen und abtropfen lassen. Zwiebel abziehen und fein würfeln. Kräuter waschen und trocken schütteln. Die Blätter abzupfen und fein hacken.

2. Das Rapsöl in einem Topf erhitzen und die Zwiebel darin andünsten. Die Linsen hinzufügen und unter Rühren 2 bis 3 Minuten mitdünsten. Mit Salz und Pfeffer würzen.

3. Gemüsebrühe angießen und aufkochen lassen. Anschließend die Hitze reduzieren und die Linsen etwa 15 Minuten köcheln lassen, bis die gesamte Flüssigkeit verdampft ist. Die Hälfte der gehackten Kräuter unterrühren, alles in eine Schüssel füllen und vollständig abkühlen lassen.

4. Inzwischen Quark und restliche Kräuter verrühren. Die Karotte waschen, putzen, fein raspeln und unterrühren. Mit Salz und Pfeffer würzen.

5. Die kalten Linsen mit Ei und Vollkornbröseln vermischen. Mit befeuchteten Händen 10 bis 12 flache Küchlein aus der Masse formen und diese portionsweise in heißem Rapsöl goldbraun und knusprig ausbacken. Auf Küchenkrepp abtropfen lassen.

Pro Person: 768 kcal, 42 g Eiweiß, 29 g Fett, 76 g Kohlenhydrate, 15 g Ballaststoffe

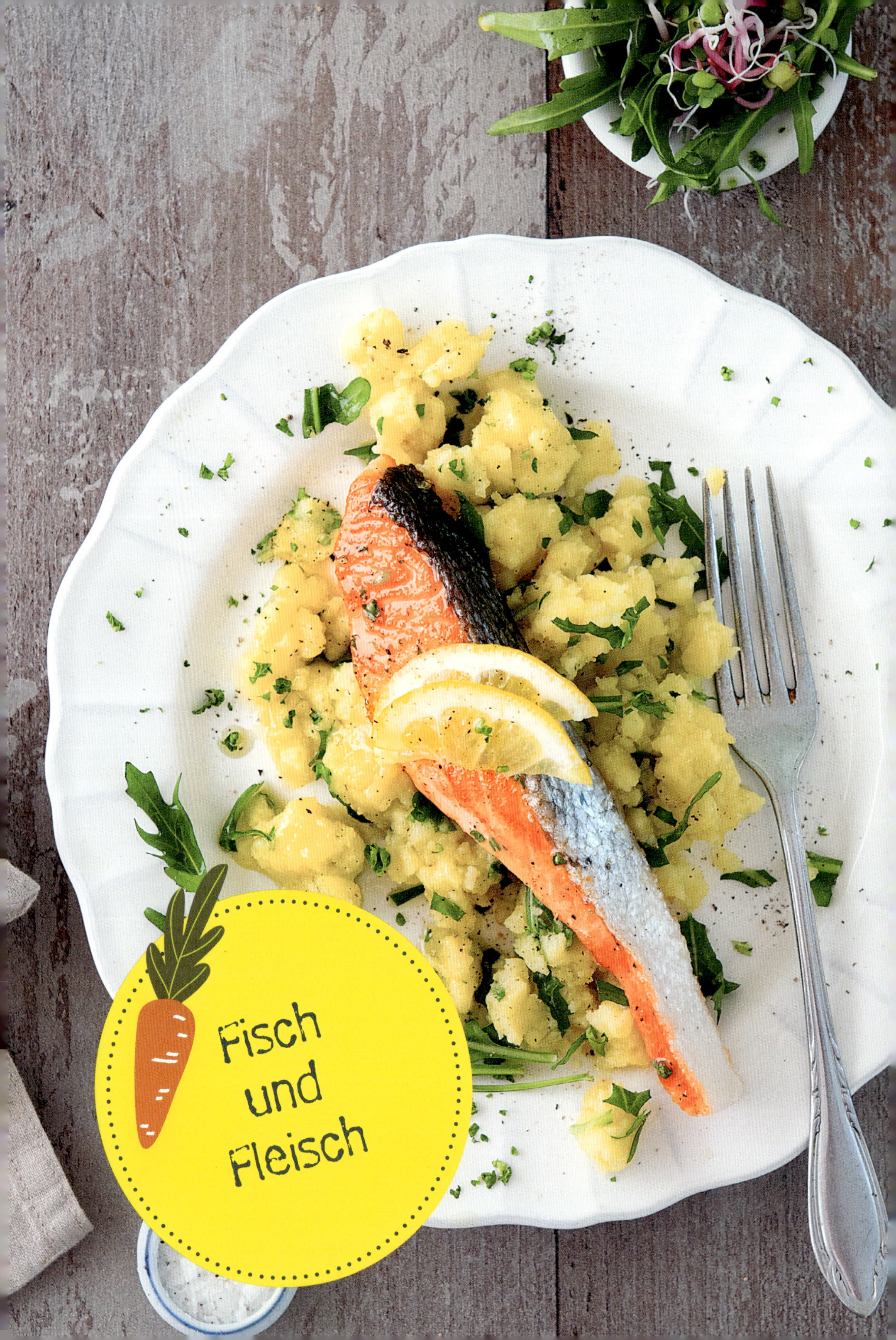
Fisch
und
Fleisch

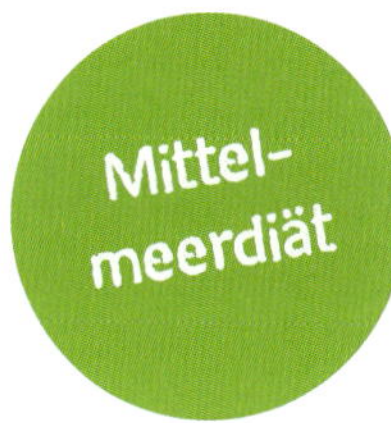

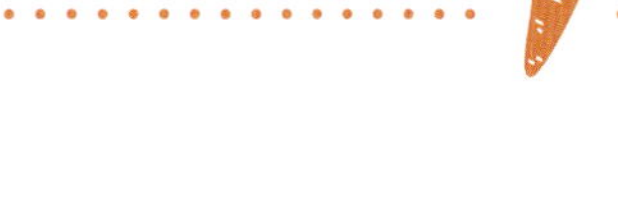

Lachs mit Rucolastampf

Lachs enthält Omega-3-Fettsäuren sowie reichlich Vitamin A, D und E. Die kohlenhydratreichen Kartoffeln punkten hingegen mit vielen B-Vitaminen. Abgerundet wird das Ganze mit Olivenöl, das zu über 70 Prozent aus ungesättigten Fettsäuren besteht, und mit würzig-nussigem Rucola, der zum einen den grünen Frischekick in die Kartoffeln bringt und zum anderen Folsäure enthält, die zum Verstoffwechseln der B-Vitamine sehr wichtig ist.

Zutaten

Für 2 Portionen

- 500 g mehligkochende Kartoffeln
- Salz
- 50 g Rucola
- 2 Scheiben Lachs à ca. 150 g
- Saft von ¼ Zitrone
- schwarzer Pfeffer, frisch gemahlen
- 4 EL Olivenöl

Zubereitungszeit

40 Minuten

Zubereitung

1. Kartoffeln waschen und in einen Topf geben. Mit kaltem Wasser bedecken, salzen, aufkochen lassen und in etwa 30 Minuten gar kochen.

2. In der Zwischenzeit Rucola verlesen, waschen und in etwa 1 Zentimeter lange Stücke schneiden. Den Lachs unter fließendem kaltem Wasser waschen und mit Küchenkrepp trocken tupfen. Mit Zitronensaft beträufeln und mit Salz sowie Pfeffer würzen.

3. Die Kartoffeln abgießen, ausdampfen lassen, pellen und mit einem Kartoffelstampfer grob zerkleinern. Mit 3 Esslöffel Olivenöl vermischen, mit Salz und Pfeffer würzen und zuletzt den Rucola unterziehen.

4. Restliches Olivenöl in einer beschichteten Pfanne erhitzen und den Lachs darin auf jeder Seite 2 bis 3 Minuten braten.

Pro Person: 684 kcal, 35 g Eiweiß, 42 g Fett, 38 g Kohlenhydrate, 3 g Ballaststoffe

Tipp

Den Kartoffelstampf zusätzlich mit frischem Knoblauch würzen.

Variante

Statt frischen Lachs Räucherlachs verwenden.

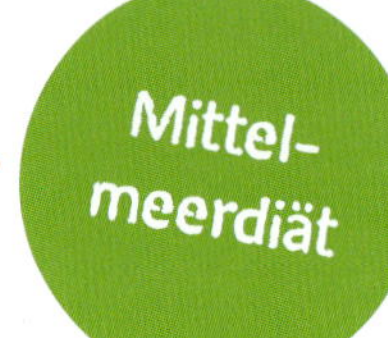

Geflügelbrüstchen in Tomaten und Kräutern

Hähnchenfleisch enthält viele B-Vitamine und ist sehr fett- bzw. kalorienarm. Bei diesem Rezept wird das Fleisch schonend im Backofen gegart und bleibt dadurch besonders zart. Tomaten und Basilikum geben dem Gericht nicht nur zusätzlich viele Vitamine, sie verleihen ihm auch einen mediterranen Geschmack.

Zutaten

Für 2 Portionen

- 1 EL Olivenöl für die Form
- 200 g aromatische Tomaten
- 1 Bund Basilikum
- Salz
- schwarzer Pfeffer, frisch gemahlen
- 2 Hähnchenbrüste, ca. 400 g
- 200 g passierte oder stückige Tomaten
- 100 ml Gemüse- oder Hühnerbrühe

Zubereitungszeit

40 Minuten

Zubereitung

1. Den Backofen auf 200 °C (Umluft 180 °C) vorheizen, eine Auflaufform mit Olivenöl auspinseln. Tomaten waschen und in Scheibchen schneiden. Basilikum waschen und trocken schütteln. Die Blätter abzupfen und in Streifen schneiden.

2. Den Boden der Auflaufform mit Tomatenscheiben belegen und darauf die Hälfte der Basilikumstreifen streuen. Mit Salz und Pfeffer würzen. Die Hähnchenbrüste kalt waschen, mit Küchenkrepp trocken tupfen und rundum mit Salz und Pfeffer würzen. Auf die Basilikumstreifen legen.

3. Die passierten oder stückigen Tomaten mit der Brühe und den restlichen Basilikumstreifen verrühren und mit Salz sowie Pfeffer würzen. Über die Hähnchenbrüste gießen. Alles soll bedeckt sein; ist das nicht der Fall, mehr Brühe verwenden. Die Auflaufform mit Alufolie verschließen und die Hähnchenbrüste etwa 30 Minuten im vorgeheizten Ofen garen.

Pro Person: 281 kcal, 50 g Eiweiß, 5 g Fett, 6 g Kohlenhydrate, 3 g Ballaststoffe

Tipp

Parallel dazu Vollkornnudeln nach Wahl kochen. Diese auf Tellern verteilen, darauf die Hähnchenbrüste anrichten und die Sauce löffelweise darüberziehen.

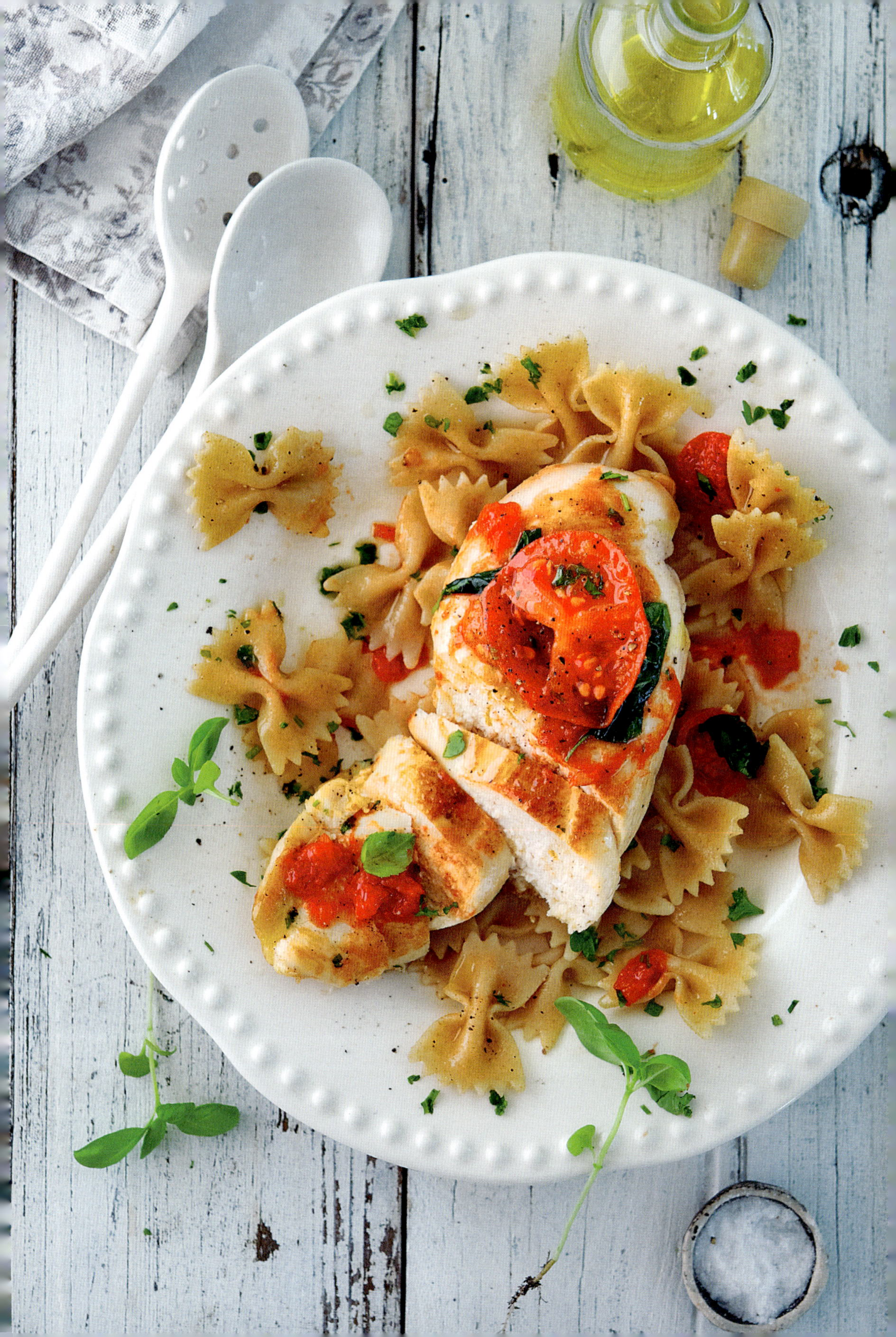

Eiweiß, Vitalstoffe

Linsen-Karotten-Curry mit Garnelen

Linsen verfügen über einen sehr hohen Eiweiß- und Ballaststoffgehalt, außerdem sind sie reich an Vitamin A und E sowie an Magnesium, Kalzium, Eisen, Zink und Folsäure. In Kombination mit Karotten, Garnelen und Kokosnuss schmecken sie nicht nur wunderbar, das ganze Gericht ist auch ein Toplieferant gesunder Vitalstoffe. Je nach gewünschtem Schärfegrad kann mehr Currypaste verwendet werden.

Zutaten

Für 2 Portionen

- 250 g Karotten
- 1 kleine Zwiebel
- 2 Knoblauchzehen
- 2–3 cm Ingwerwurzel
- 200 g rohe, geschälte Garnelen
- 1 TL Korianderblättchen
- Saft von ¼ Zitrone oder Limette
- 2 EL Pflanzenöl, z. B. Rapsöl
- 100 g rote Linsen
- 1 TL gelbe, rote oder grüne Currypaste
- 250 ml Gemüsebrühe
- 200 ml Kokosmilch
- Salz
- schwarzer Pfeffer, frisch gemahlen

Zubereitungszeit

30 Minuten

Zubereitung

1. Die Karotten waschen, putzen, nach Belieben schälen und in Scheiben schneiden. Zwiebel und Knoblauch abziehen, Ingwer schälen; alles fein würfeln. Die Garnelen vom Darmfaden befreien, waschen und trocken tupfen. Mit Korianderblättchen vermischen und mit Zitronen- oder Limettensaft beträufeln.

2. Das Pflanzenöl in einem breiten Topf erhitzen und das vorbereitete Gemüse kurz darin andünsten. Die Linsen sowie die Currypaste hinzufügen und unter Rühren 2 bis 3 Minuten mitdünsten.

3. Gemüsebrühe sowie Kokosmilch angießen und alles etwa 5 Minuten leise köcheln lassen. Mit Salz und Pfeffer würzen. Zuletzt die Garnelen unterrühren und diese nur etwa 2 Minuten ziehen lassen, damit sie zart bleiben. Abschmecken und servieren.

Pro Person: 412 kcal, 32 g Eiweiß, 15 g Fett, 33 g Kohlenhydrate, 6 g Ballaststoffe

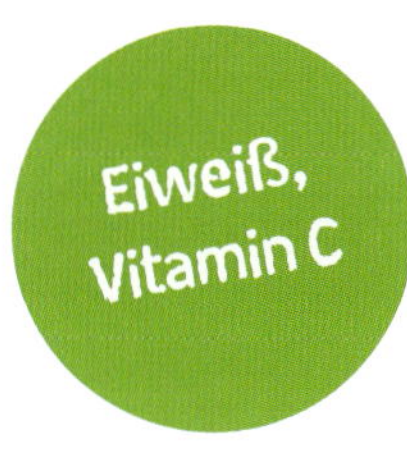

Zanderfilet mit Orangenzwiebeln

Das helle, magere Fleisch des Süßwasserfischs Zander ist sehr grätenarm und ausgesprochen eiweißhaltig. Dazu gibt es einen kraftvollen Vitaminkick von Orange und Zwiebeln.

Zutaten

Für 2 Portionen

- 2 Zanderfilets à 150 g
- Saft von ¼ Zitrone
- Salz
- schwarzer Pfeffer, frisch gemahlen
- 1 große, saftige Orange
- 1 rote Zwiebel
- ¼ Bund Petersilie
- 1 EL Olivenöl
- 1 EL Butter

Zubereitungszeit

30 Minuten

Zubereitung

1. Die Fischfilets unter fließendem kaltem Wasser waschen und anschließend trocken tupfen. Mit Zitronensaft beträufeln und mit Salz sowie Pfeffer würzen.

2. Die Orange so schälen, dass auch die weiße Haut entfernt wird. Das Fruchtfleisch in Filets herausschneiden, dabei den Saft auffangen. Die Zwiebel abziehen, halbieren und in hauchdünne Streifen schneiden.

3. Petersilie waschen und trocken schütteln. Die Blättchen abzupfen und in Streifen schneiden. Mit Zwiebel, Orangenfilets, Orangensaft und Olivenöl vermengen. Mit Salz und Pfeffer würzen.

4. Die Butter in einer Pfanne erhitzen und die Zanderfilets auf der Hautseite etwa 5 Minuten langsam darin braten.

Pro Person: 296 kcal, 36 g Eiweiß, 11 g Fett, 11 g Kohlenhydrate, 3 g Ballaststoffe

Tipp

Dazu schmeckt Vollkornreis: 150 Gramm gewaschenen Vollkornreis mit gut 300 Milliliter kaltem Wasser und Salz aufkochen. Anschließend die Temperatur reduzieren und den Reis bei geringer Hitze 25 bis 30 Minuten garen. Dabei immer wieder umrühren.

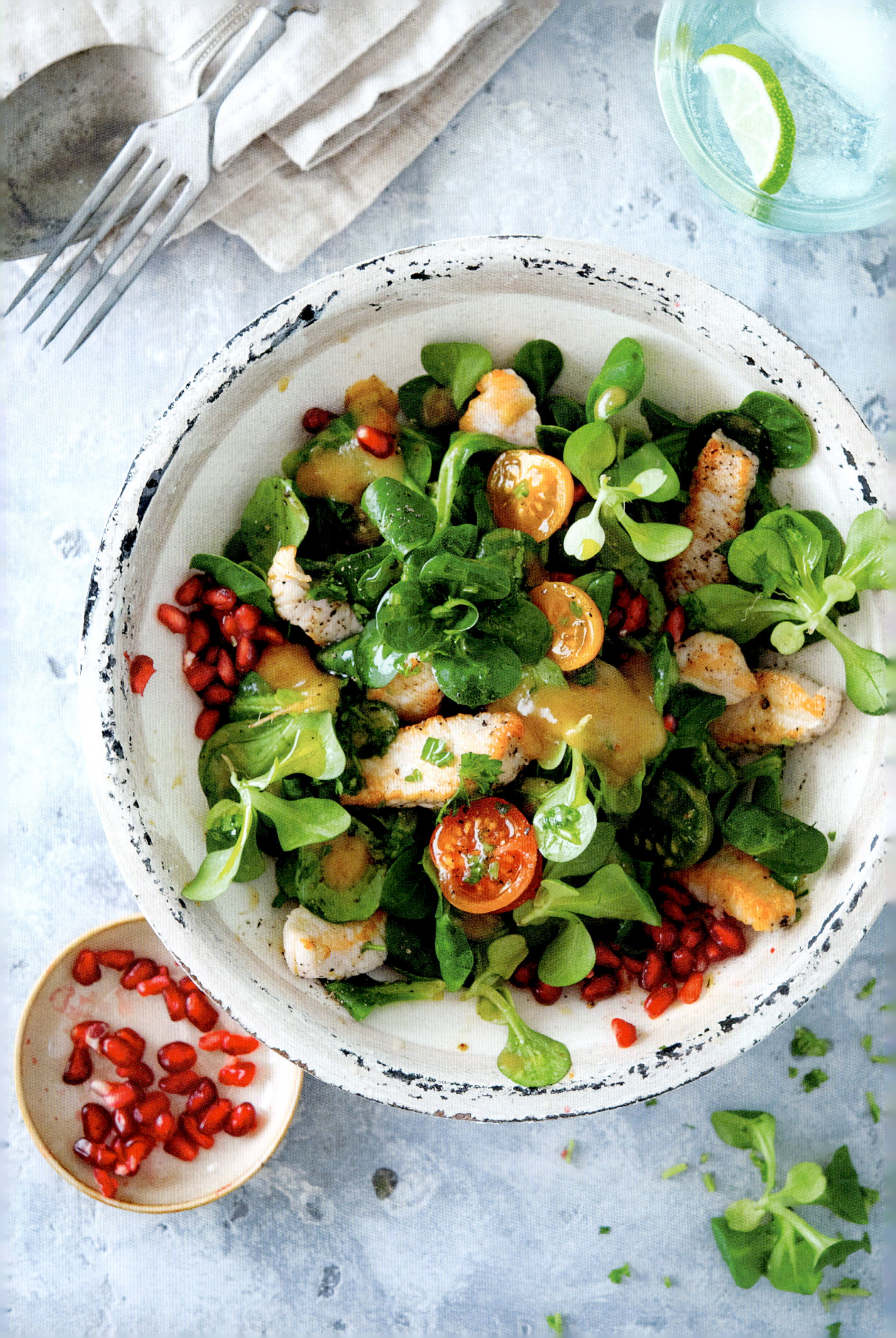

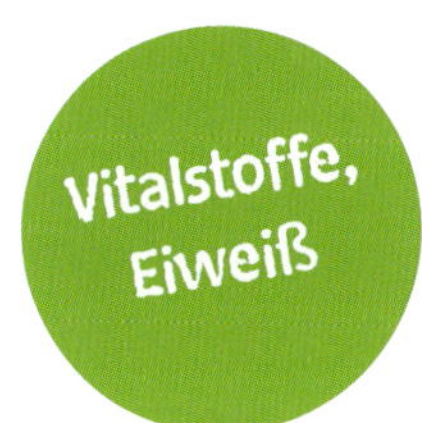

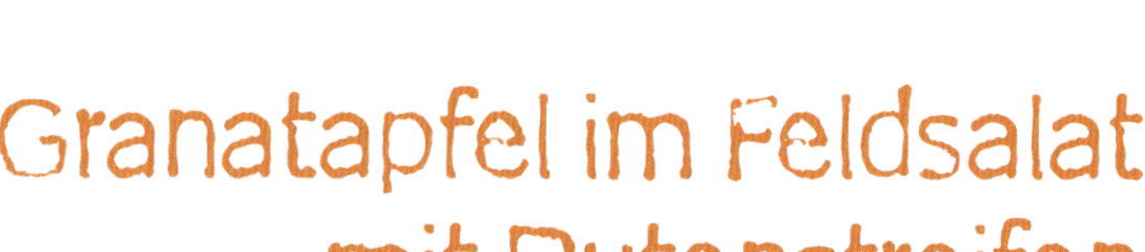

Granatapfel im Feldsalat mit Putenstreifen

Der »Königsapfel« besitzt gesunde Inhaltsstoffe wie Kalium, Vitamin C, Kalzium und Eisen, und diese machen den Granatapfel zum Energiespender und zur Vitaminbombe, die unser Immunsystem stärkt. Auch mit großen Mengen an Flavonoiden wie Anthocyanen punktet der Granatapfel: Sie wirken gegen freie Radikale und sind stark entzündungshemmend. So hat er sich beispielsweise bei entzündlichen Gelenkerkrankungen bestens bewährt.

Zutaten

Für 2 Portionen

- 150 g Feldsalat
- 50 g kleine, aromatische Tomaten
- 1 Granatapfel
- 200 g Putenschnitzel
- 1 EL Pflanzenöl

Für das Dressing

- 1 TL Honig
- ½ TL mittelscharfer Senf
- 1 EL weißer Aceto balsamico
- 2 EL Olivenöl
- Salz
- schwarzer Pfeffer, frisch gemahlen

Zubereitungszeit

20 Minuten

Zubereitung

1. Feldsalat verlesen, waschen und abtropfen lassen. Tomaten waschen und je nach Größe halbieren oder vierteln. Den Granatapfel halbieren und die Kerne herauslösen. Dazu am besten Einmalhandschuhe anziehen, da die Kerne stark färben.

2. Honig, Senf, Essig und Olivenöl zu einem Dressing verrühren. Mit Salz und Pfeffer würzen.

3. Das Putenfleisch in dünne Streifen schneiden und mit Salz sowie Pfeffer würzen. Das Pflanzenöl in einer Pfanne erhitzen und die Putenstreifen 3 bis 4 Minuten rundum kräftig darin braten.

4. Die vorbereiteten Salatzutaten locker mit dem Dressing vermengen und auf Tellern verteilen. Die gebratenen Putenstreifen darauf anrichten.

Pro Person: 377 kcal, 27 g Eiweiß, 19 g Fett, 21 g Kohlenhydrate, 4 g Ballaststoffe

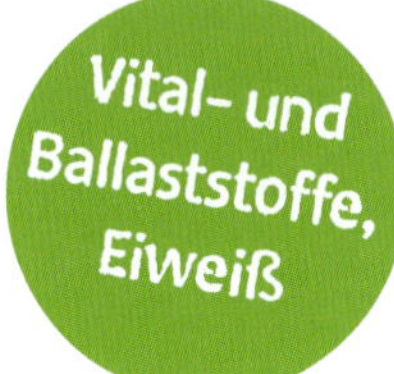

Filets vom Bachsaibling auf Wurzelgemüse

Saiblinge, ob nun Bach-, Wander- oder Seesaibling, gehören zu den Lachsfischen und leben im Süßwasser. Das zarte, leicht rosafarbene Fischfleisch bietet viel Phosphor und Eisen sowie Vitamin A und wertvolle B-Vitamine. Besonders reich sind Saiblinge an Vitamin B12.

Zutaten

Für 2 Portionen

- 3 EL Sonnenblumenöl
- 750 g gemischtes Bio-Wurzelgemüse (Karotten, Kartoffeln, Pastinaken, Knollensellerie, Petersilienwurzel)
- 2 Zweige Thymian
- 4 zerdrückte Koriandersamen
- Salz
- schwarzer Pfeffer, frisch gemahlen
- 250 g Saiblingsfilets
- Saft von ¼ Zitrone

Zubereitungszeit

1 Stunde

Zubereitung

1. Den Backofen auf 200 °C (Umluft 180 °C) vorheizen und eine Auflaufform mit Sonnenblumenöl auspinseln. Das Gemüse waschen und putzen. Karotten, Kartoffeln, Pastinaken und Petersilienwurzel längs vierteln. Knollensellerie schälen und in Stifte schneiden.

2. Thymian waschen und trocken schütteln. Die Blättchen abzupfen und mit Gemüse sowie Koriandersamen in die Auflaufform geben. Salzen und pfeffern und mit etwas Öl beträufeln. Auf der mittleren Schiene des vorgeheizten Ofens etwa 30 Minuten garen, zwischendurch etwas durchmischen.

3. Kurz vor Ende der Garzeit die Saiblingsfilets unter fließendem kaltem Wasser waschen, trocken tupfen und mit Zitronensaft beträufeln. Mit Salz und Pfeffer würzen. Das restliche Sonnenblumenöl in einer beschichteten Pfanne erhitzen und die Fischfilets auf beiden Seiten kurz darin braten. Das fertige Gemüse auf Tellern verteilen und die Fischfilets darauf anrichten.

Pro Person: 369 kcal, 29 g Eiweiß, 13 g Fett, 26 g Kohlenhydrate, 12 g Ballaststoffe

Tipp

Ein paar knackig frische Kopfsalatblätter grob schneiden und mit 150 Gramm Naturjoghurt im Standmixer pürieren. Mit Kräutersalz, schwarzem Pfeffer und Zitronensaft würzen und dazu reichen.

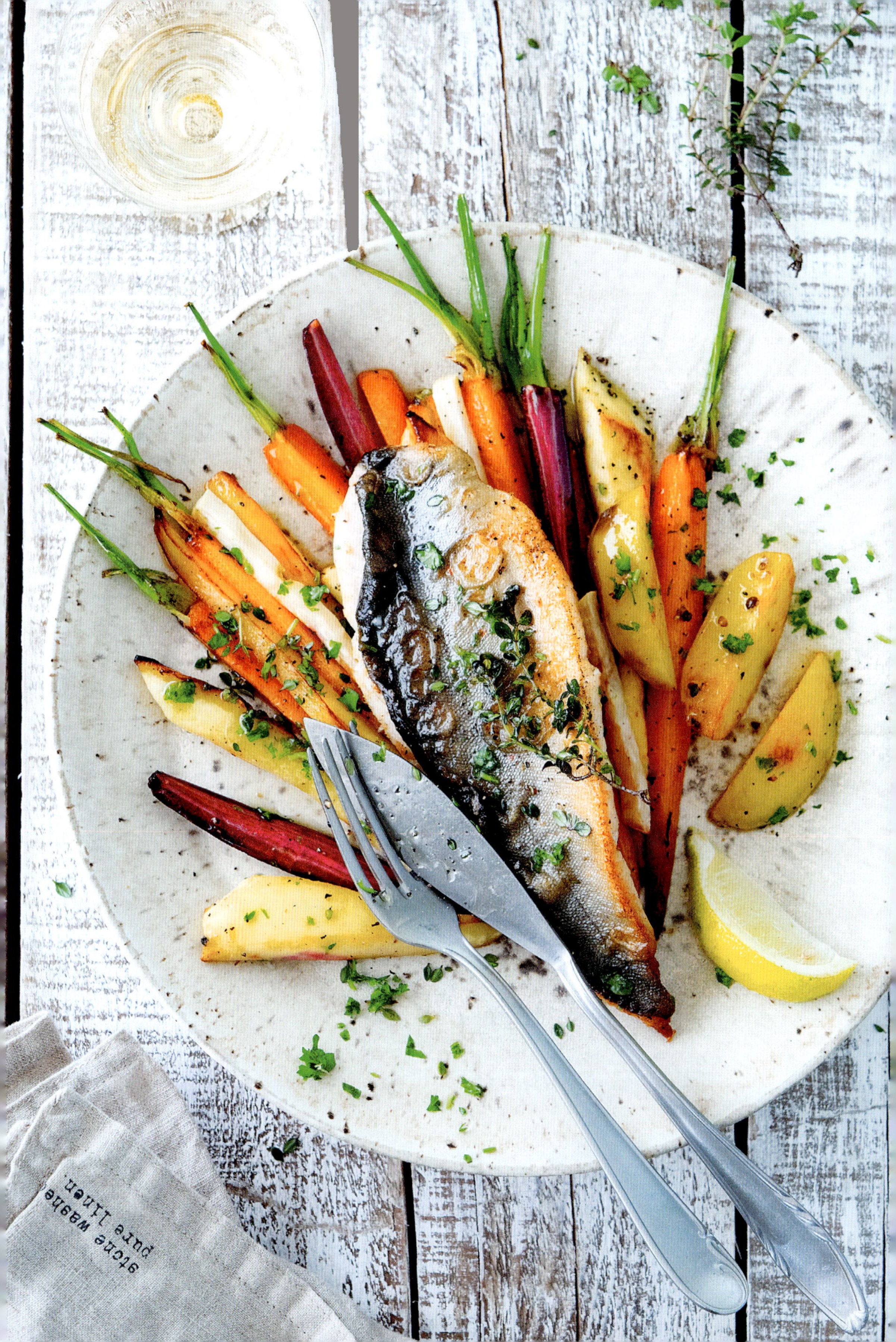
stone washe
pure linen.

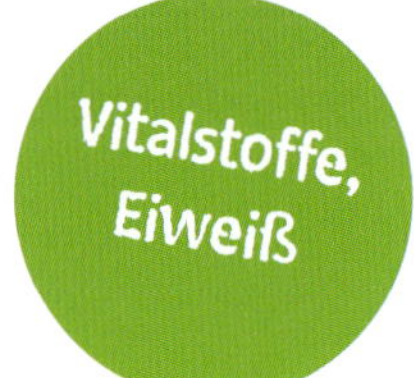

Backkartoffel mit Kräuterpüree und Rindfleischstreifen

Kartoffeln bestehen zu über 77 Prozent aus Wasser, sind fast fettfrei und verfügen über einen hohen Anteil an Kalium. Dieser Mineralstoff wirkt im Körper wie ein Elektrolyt und spielt deshalb eine entscheidende Rolle bei der Regulation des Blutdrucks und des Wasserhaushalts.

Zutaten

Für 2 Portionen

- 2 gleich große Kartoffeln à ca. 250 g
- 2 Lorbeerblätter
- Kräutersalz
- 200 g Rinderlende
- 2 EL Rapsöl
- Saft von 1 Zitrone
- schwarzer Pfeffer, grob geschrotet
- 2 Knoblauchzehen
- ¼ getrocknete Chilischote
- 1 kleines Bund Basilikum
- 1 kleines Bund Petersilie
- je einige Stängel Minze und Melisse
- 150 g saure Sahne

Zubereitungszeit

1 Stunde

Zubereitung

1. Den Backofen auf 200 °C (Umluft 180 °C) vorheizen. Kartoffeln waschen und längs einschneiden. In die Schnitte je 1 Lorbeerblatt stecken. Die Kartoffeln auf zwei Alufolienblätter legen, mit Kräutersalz würzen, in die Folie wickeln und je nach Größe 40 bis 50 Minuten im vorgeheizten Ofen backen.

2. Die Rinderlende in sehr dünne Streifen schneiden und mit 1 Esslöffel Rapsöl, der Hälfte des Zitronensafts sowie Pfeffer vermengen. Mit Folie bedecken und bis zur Weiterverarbeitung in den Kühlschrank stellen.

3. Knoblauch abziehen und klein schneiden. Chilischote grob zerkleinern. Kräuter waschen und trocken schütteln. Die Blätter abzupfen. Knoblauch, Chili und Kräuter mit dem restlichen Zitronensaft sowie der sauren Sahne im Standmixer fein pürieren. Mit Kräutersalz und Pfeffer würzen.

4. Das restliche Rapsöl in einer beschichteten Pfanne erhitzen und die Rinderlendenstreifen 3 bis 4 Minuten rundum darin braten. Herausnehmen, mit Kräutersalz würzen und auf einem Servierteller anrichten. Kartoffeln aus dem Ofen nehmen, die Lorbeerblätter entfernen. Die Kartoffeln längs tief einschneiden und je 1 auf einen Teller legen. Dazu das Kräuterpüree sowie die Rinderstreifen zum Einfüllen servieren.

Pro Person: 496 kcal, 28 g Eiweiß, 25 g Fett, 36 g Kohlenhydrate, 3 g Ballaststoffe

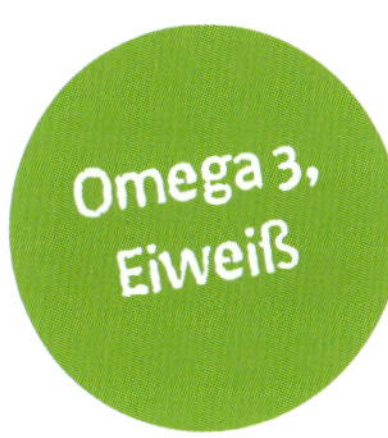

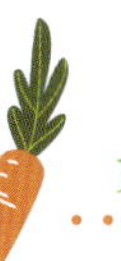

Couscous mit Ofenkabeljau

Der Getreidegrieß Couscous enthält wenig Fett, dafür aber viel Eiweiß. Zusammen mit den Tomaten und der Petersilie schmeckt er so richtig nach Frühling! Dazu frischen Seefisch mit viel zitronigem Geschmack – das sorgt für jede Menge Proteine sowie für Vitamin C und Jod.

Zutaten

Für 2 Portionen

- 400 g Kabeljaufilet ohne Haut
- Saft von 1 Zitrone
- Salz
- schwarzer Pfeffer, frisch gemahlen
- 200 g Couscous
- 1 TL weiche Butter
- ½ Bund Petersilie
- 250 g Tomaten
- 2 EL Olivenöl

Zubereitungszeit

30 Minuten

Zubereitung

1. Den Backofen auf 200 °C (Umluft 180 °C) vorheizen und ein Backblech mit Backpapier belegen. Das Fischfilet unter fließendem kaltem Wasser waschen. Anschließend trocken tupfen und in mundgerechte Stücke schneiden. Auf dem Backblech verteilen, mit der Hälfte des Zitronensafts beträufeln, mit Salz und Pfeffer würzen und etwa 20 Minuten im vorgeheizten Ofen garen.

2. Couscous in eine Schüssel geben und etwa 200 Milliliter kochendes Salzwasser darübergießen. Mit einem Küchentuch bedeckt etwa 6 Minuten ziehen lassen. Anschließend mit einer Gabel die Butter locker unterrühren.

3. Petersilie waschen und trocken schütteln. Die Blätter abzupfen und fein hacken. Tomaten waschen, vierteln, entkernen und in Würfel schneiden.

4. Couscous mit Tomaten, Olivenöl, restlichem Zitronensaft und Petersilie vermischen. Mit Salz und Pfeffer würzen. Auf Tellern verteilen und die gegarten Kabeljaustücke darauf anrichten.

Pro Person: 405 kcal, 44 g Eiweiß, 19 g Fett, 12 g Kohlenhydrate, 3 g Ballaststoffe

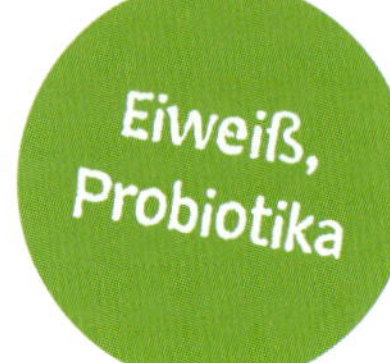

Chicorée mit Räucherforelle, Erbsen und Kresse

Dieser erfrischende Salat mit Kefir ergibt durch seine Milchsäurebakterien und die Ballaststoffe des Gemüses eine ausgesprochen gesunde Mahlzeit. Speziell Joghurt, Kefir und Buttermilch sind Probiotika, die Milchsäurebakterien und zum Teil auch Hefebakterien enthalten; diese verstärken die Mannschaft der guten Bakterien des Mikrobioms und halten krank machende Keime in Schach. Vor allem Kefir wirkt sich positiv auf die Abwehr potenzieller Krebszellen aus und macht vital.

Zutaten

Für 2 Portionen

- 150 g TK-Erbsen
- Salz
- 1 Kästchen Kresse
- 100 g Quark, 40 % Fett i. Tr.
- 100 g Kefir
- schwarzer Pfeffer, frisch gemahlen
- 2 Spritzer Zitronensaft, frisch gepresst
- 2 Stauden Chicorée
- 250 g Räucherforellenfilets ohne Haut

Zubereitungszeit

20 Minuten

Zubereitung

1. Die Erbsen in kochendem Salzwasser blanchieren. Abgießen, mit kaltem Wasser abschrecken und abtropfen lassen.

2. Die Kresse aus dem Kästchen schneiden, waschen und fein hacken. Mit Quark und Kefir verrühren und mit Salz, Pfeffer sowie Zitronensaft würzen.

3. Chicorée waschen und längs halbieren. Den Strunk herausschneiden und sechs schöne Blätter beiseitelegen. Die restlichen Blätter quer in dünne Streifen schneiden. Forellenfilets schräg in Stücke schneiden.

4. Chicoréestreifen mit Erbsen und Kresse-Kefir locker vermischen. Einen Teil der Mischung auf die ganzen Chicoréeblätter geben und diese mit dem restlichen Salat sowie den Forellenfiletstücken auf Tellern anrichten.

Pro Person: 438 kcal, 40 g Eiweiß, 21 g Fett, 19 g Kohlenhydrate, 2 g Ballaststoffe

Variante

Statt Räucherforelle nach Belieben geräucherten Lachs, Makrele oder Butterfisch wählen.

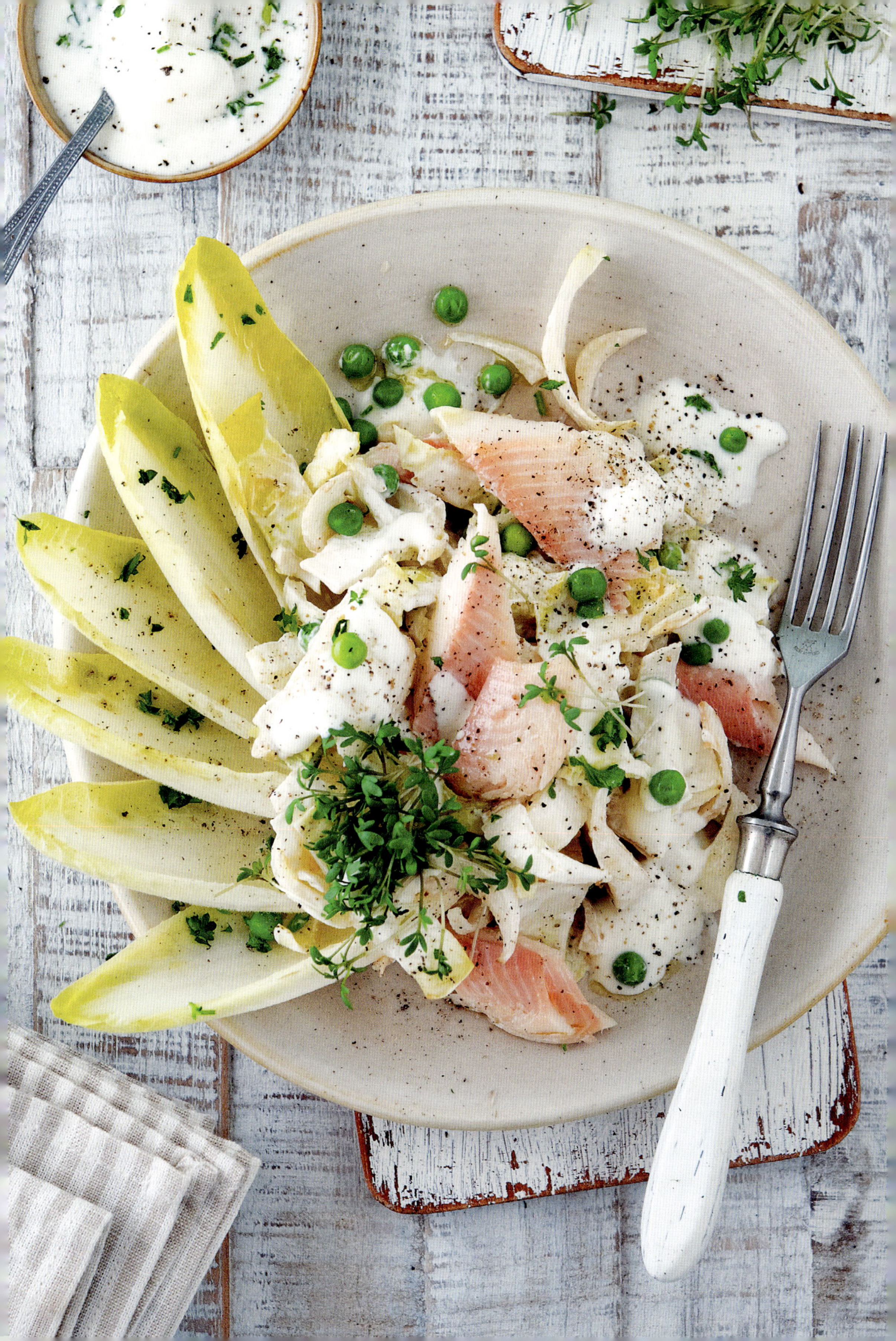

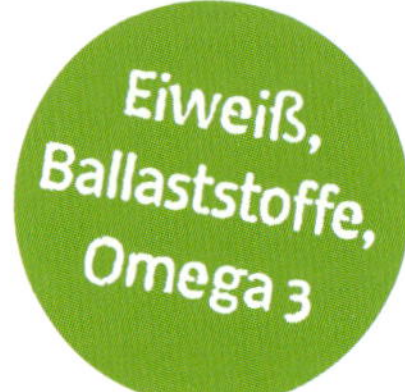

Bückling mit Radicchio und Linsen

Im Fachhandel wird geräucherter Hering im Ganzen und mit Kopf als Bückling angeboten. Die im Fisch enthaltenen essenziellen Fettsäuren sind unbedingt Teil eines gesunden Speiseplans. Ferner liefert das zarte Fischfleisch hochwertiges Protein sowie reichlich Vitamin E und Vitamin B2.

Zutaten

Für 2 Portionen

- 1 kleine rote Zwiebel
- 150 g rote Linsen
- 1 kleiner Kopf Radicchio
- 1 EL Pflanzenöl
- 300 ml Gemüsebrühe
- 2 Fleischtomaten
- 1 Bückling, ca. 350 g
- 1 EL Walnussöl
- 1 EL weißer Aceto balsamico
- Salz
- schwarzer Pfeffer, frisch gemahlen

Zubereitungszeit

30 Minuten

Zubereitung

1. Zwiebel abziehen und fein würfeln. Linsen waschen und abtropfen lassen. Radicchio waschen und putzen. Die Blätter quer in Streifen schneiden.

2. Das Pflanzenöl in einem Topf erhitzen und die Zwiebel darin andünsten. Die Linsen hinzufügen und mit Gemüsebrühe aufgießen. Aufkochen lassen und anschließend alles bei geringer Hitze 6 bis 8 Minuten köcheln lassen. Danach die Linsenmischung abkühlen lassen.

3. Tomaten blanchieren, häuten, entkernen und in Streifen schneiden. Den Räucherfisch filetieren, d.h. häuten und schräg in Streifen schneiden.

4. Radicchio und Tomaten mit Walnussöl, Essig, Salz und Pfeffer in einer Schüssel vermischen. Auf zwei großen Tellern verteilen und löffelweise mit den Linsen überziehen. Die Bücklingstücke darauf anrichten.

Pro Person: 849 kcal, 59 g Eiweiß, 44 g Fett, 47 g Kohlenhydrate, 14 g Ballaststoffe

Varianten

Statt Bückling können Sie auch geräucherten Fisch wie Forelle, Lachs, Makrele oder Butterfisch verwenden.
Unter den Salat zusätzlich gekochte Kartoffelscheiben und Karottenstreifen mischen. Dazu schmeckt mit Kräuterquark bestrichenes Walnussbrot.

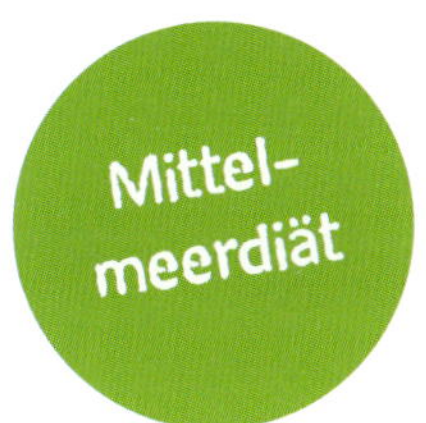

Piccata vom Fisch mit Fenchel

Fenchel hat viel Eisen zu bieten und verfügt über mehr Vitamin C als die Orange. Zudem gilt Fenchel als Heilpflanze, weil er durch seine ätherischen Öle bei Blähungen und Magen-Darm-Beschwerden beruhigend wirkt.

Zutaten

Für 2 Portionen

- 300 g gehäutete Seezungenfilets oder andere Fischfilets
- Saft von ¼ Zitrone
- Salz
- schwarzer Pfeffer, frisch gemahlen
- 2 Fenchelknollen, ca. 300 g
- 1 orangefarbene Paprikaschote
- 1 kleine Zwiebel
- 1 Knoblauchzehe
- 3 EL Olivenöl
- 50 ml Gemüsebrühe
- 2 kleine Eier
- 50 g Parmesan, frisch gerieben
- Mehl zum Wenden
- 1 TL Butter

Zubereitungszeit

30 Minuten

Zubereitung

1. Die Fischfilets kalt abspülen und trocken tupfen. Mit Zitronensaft, Salz und Pfeffer würzen. Fenchel waschen, putzen – das Grün beiseitelegen –, längs vierteln und quer in Streifen schneiden. Fenchelgrün hacken. Paprikaschote waschen, entkernen und ebenfalls in Streifen schneiden. Zwiebel und Knoblauch abziehen und fein würfeln.

2. 1 Esslöffel Olivenöl in einem Topf erhitzen und Zwiebel sowie Knoblauch darin andünsten. Fenchel und Paprika hinzufügen, kurz mitdünsten und anschließend mit Brühe begießen. Mit Salz und Pfeffer würzen und alles bei mittlerer Hitze etwa 10 Minuten garen.

3. Die Eier mit dem Käse verquirlen und etwas Mehl auf einen Teller geben. Das restliche Olivenöl in einer beschichteten Pfanne erhitzen. Die Fischfilets zuerst im Mehl wenden, dann durch die Eier-Käse-Mischung ziehen und schließlich in die Pfanne legen. Butter hinzufügen und den Fisch auf jeder Seite 2 bis 3 Minuten knusprig braten. Den Fisch aus der Pfanne nehmen und auf einem Teller anrichten.

4. Das Fenchelgrün unter das Gemüse mischen und auf Tellern verteilen. Dazu den knusprig gebratenen Fisch reichen.

Pro Person: 550 kcal, 45 g Eiweiß, 30 g Fett, 22 g Kohlenhydrate, 7 g Ballaststoffe

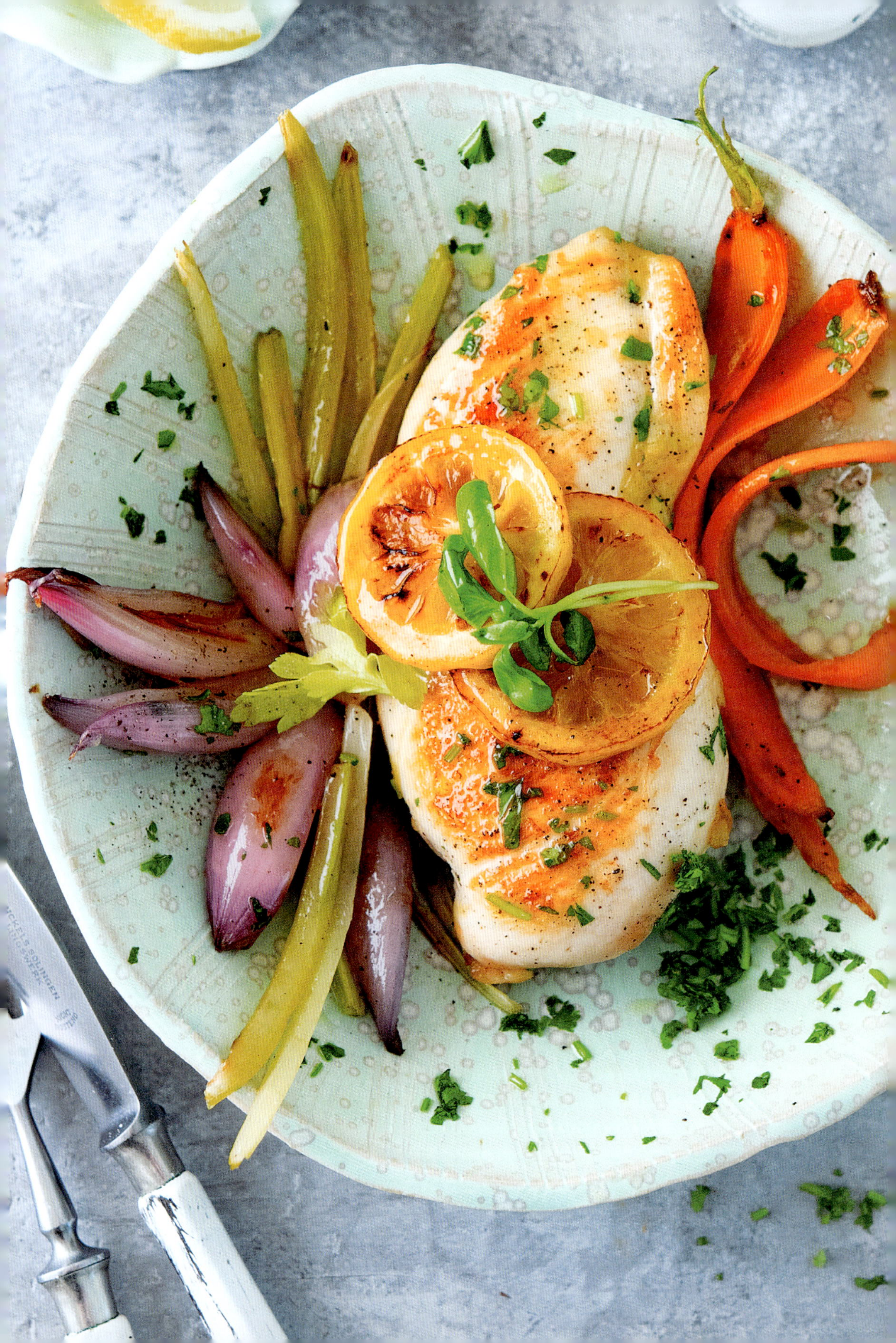

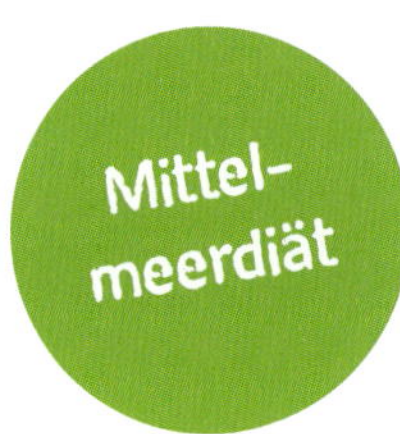

Schalotten-Zitronen-Hähnchen

Die feinen Schalotten enthalten ätherische Öle wie das Allicin, das unserem Darm nur Gutes tut. Dazu gesellt sich in diesem Gericht das zarte, fettarme und proteinreiche Hähnchenfleisch. Die Mischung aus Zitrone und Olivenöl verleiht dem Ganzen eine mediterrane Leichtigkeit.

Zutaten

Für 2 Portionen

- 2 Hähnchenbrüste à ca. 200 g
- 2 Zitronen
- Salz
- schwarzer Pfeffer, frisch gemahlen
- 4 Schalotten
- 1 Karotte
- ½ Bund Basilikum
- 1 Stange Sellerie
- 2 EL Olivenöl

Zubereitungszeit

1 Stunde

Zubereitung

1. Die Hähnchenbrüste unter fließendem kaltem Wasser waschen und mit Küchenkrepp trocken tupfen. Mit dem Saft von ½ Zitrone rundum einreiben und mit Salz sowie Pfeffer würzen. Den Backofen auf 200 °C (Umluft 180 °C) vorheizen.

2. Schalotten abziehen und in dünne Streifen schneiden. Karotte schälen und ebenfalls in Streifen schneiden. Basilikum waschen und trocken schütteln. Die Blätter abzupfen und in Streifen schneiden. Sellerie waschen, putzen und in kleinere Stücke schneiden. 1 Zitrone waschen und vierteln.

3. In einer Auflaufform Hähnchenbrüste, Zitronenviertel, Schalotten, Karotte, Sellerie und die Hälfte des Basilikums mit dem Saft von ½ Zitrone sowie Olivenöl mischen. Im vorgeheizten Ofen unter mehrmaligem Wenden des Fleischs etwa 35 Minuten garen.

4. Auf Tellern anrichten und mit den restlichen Basilikumstreifen garniert servieren.

Pro Person: 376 kcal, 49 g Eiweiß, 17 g Fett, 6 g Kohlenhydrate, 3 g Ballaststoffe

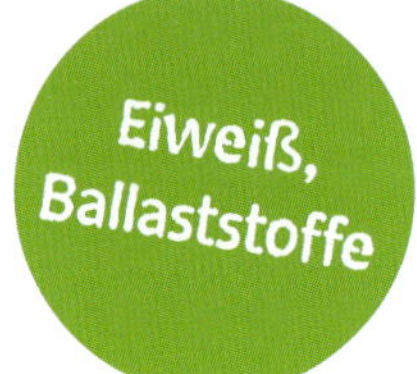

Graupen mit grünem Spargel und Garnelen

Grüner Spargel wirkt entwässernd und verfügt im Gegensatz zu weißem Spargel über viel Vitamin A. Die kalorienarmen Garnelen zeichnen sich durch einen hohen Eiweißgehalt aus, während die Graupen mit Ballaststoffen glänzen.

Zutaten

Für 2 Portionen

- 1 kleine Zwiebel
- 1 kleine Karotte
- 50 g Knollensellerie
- ½ kleine Stange Lauch
- 200 g grüner Spargel
- ½ kleines Bund Petersilie
- 50 g gekochter Schinken
- 1 EL Rapsöl
- 150 g Graupen
- ½ l Gemüsebrühe
- Salz
- schwarzer Pfeffer, frisch gemahlen
- 2 Tomaten
- 200 g mittelgroße, küchenfertige Garnelen
- Saft von ¼ Zitrone

Zubereitungszeit

1 Stunde

Zubereitung

1. Zwiebel abziehen, Karotte und Sellerie schälen. Alles würfeln. Lauch längs halbieren, waschen und quer in dünne Streifen schneiden. Spargel waschen und schräg in etwa 2 Zentimeter lange Stücke schneiden.

2. Den Backofen auf 200 °C (Umluft 180 °C) vorheizen. Petersilie waschen und trocken schütteln. Die Blätter abzupfen und fein hacken. Schinken klein schneiden.

3. In einem breiten, ofenfesten Topf das Öl erhitzen und Karotte, Zwiebel, Sellerie sowie Lauch unter Rühren darin andünsten. Schinken und Graupen dazugeben und einige Minuten mitdünsten. Brühe angießen, aufkochen lassen und mit Salz sowie Pfeffer würzen. Zugedeckt 35 bis 40 Minuten im vorgeheizten Ofen garen.

4. Tomaten blanchieren, häuten, entkernen und klein würfeln. Garnelen waschen, trocken tupfen, mit Zitronensaft beträufeln und mit Salz sowie Pfeffer würzen. Etwa 15 Minuten vor Ende der Garzeit den Spargel und die Hälfte der Petersilie unter die Graupen mischen und mitgaren. Zum Schluss Tomaten und Garnelen unter die Graupen mischen und etwa 5 Minuten im Ofen ziehen lassen. Mit der restlichen Petersilie bestreut servieren.

Pro Person: 558 kcal, 75 g Eiweiß, 14 g Fett, 65 g Kohlenhydrate, 10 g Ballaststoffe

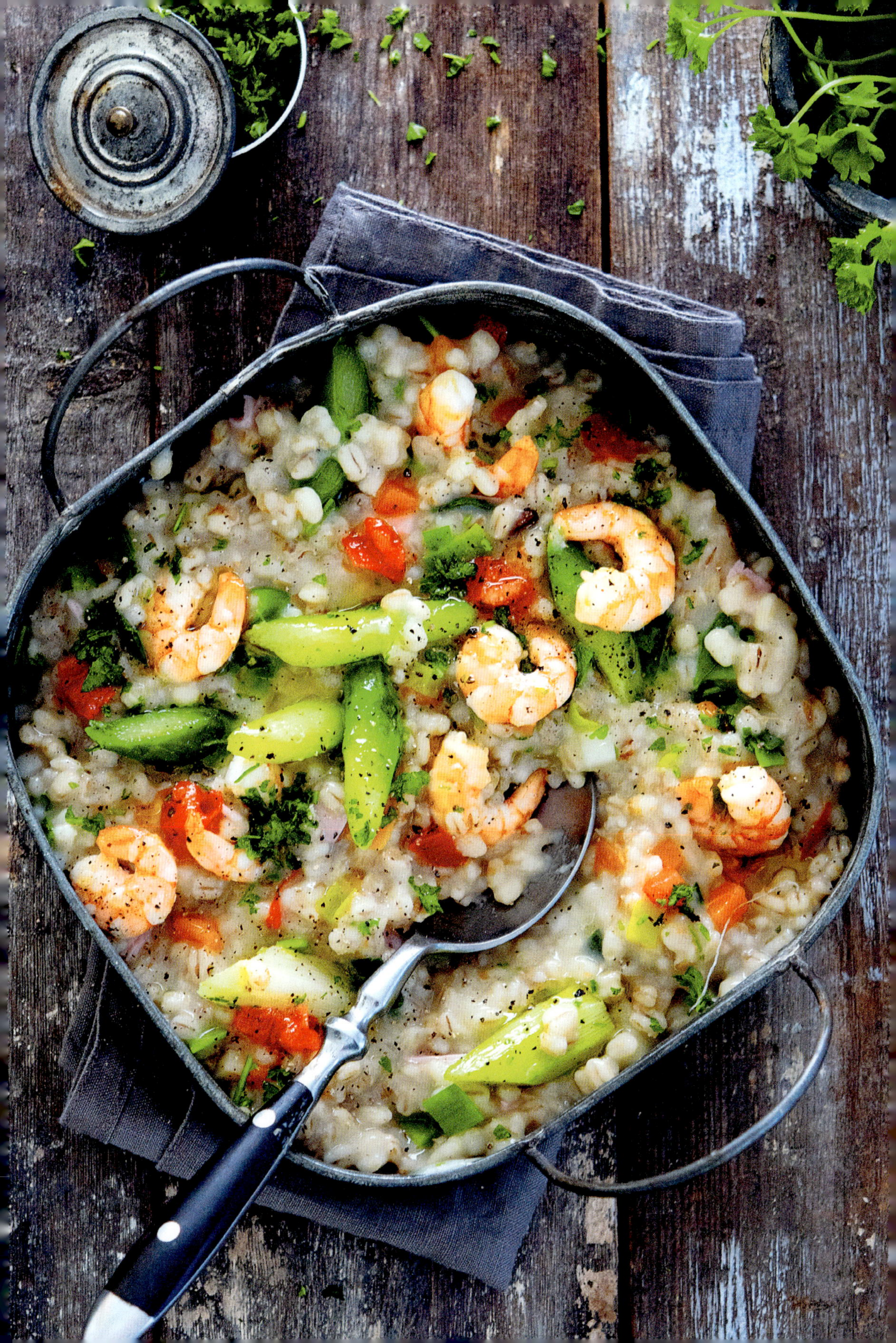

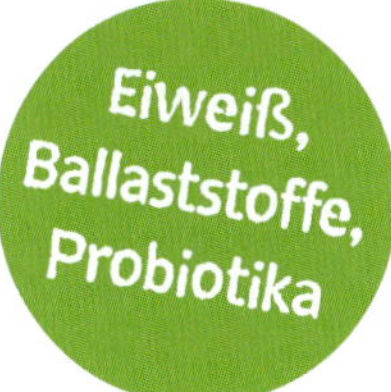

Gurkensuppe mit Matjes-Pumpernickel

Probiotika verlängern das Leben, denn sie vergrößern und erhalten die Vielfalt des Mikrobioms. Joghurt, Kefir und Buttermilch sind Probiotika, die Milchsäurebakterien und zum Teil auch Hefebakterien enthalten. Sie verstärken die Mannschaft der »guten« Bakterien im Darm.

Zutaten

Für 2 Portionen

- 1 Bio-Salatgurke
- 2 Knoblauchzehen
- 2 EL Pinienkerne
- ½ kleines Bund Dill
- 150 g Joghurt
- 150 g Kefir
- Salz
- schwarzer Pfeffer, frisch gemahlen
- Cayennepfeffer
- 2 Matjesfilets
- 4 Radieschen
- 4 Scheiben Pumpernickel

Zubereitungszeit

20 Minuten

Zubereitung

1. Gurke gründlich waschen, längs halbieren, entkernen und klein schneiden. Knoblauch abziehen und mit den Pinienkernen grob hacken. Dill waschen und trocken schütteln. Die Blätter abzupfen und ebenfalls hacken.

2. Die vorbereiteten Zutaten mit Joghurt und Kefir im Standmixer kräftig durchmixen. Mit Salz, Pfeffer und Cayennepfeffer würzen.

3. Matjesfilets trocken tupfen und quer in feine Streifen schneiden. Radieschen waschen, putzen und in feine Scheiben schneiden.

4. Brotscheiben vierteln. Mit Radieschen und Matjes belegen und auf einer Servierplatte anrichten. Dazu die kalte Gurkensuppe genießen.

Pro Person: 532 kcal, 28 g Eiweiß, 27 g Fett, 38 g Kohlenhydrate, 10 g Ballaststoffe

Varianten

Statt der Pinienkerne Wal- oder Haselnüsse verwenden, statt Dill nach Belieben Petersilie. Der Pumpernickel kann auch fein zerbröselt, in etwas Butter geröstet und auf die Gurkensuppe gestreut werden. Unter den Salat zusätzlich gekochte Kartoffelscheiben und Karottenstreifen mischen. Dazu schmeckt mit Kräuterquark bestrichenes Walnussbrot.

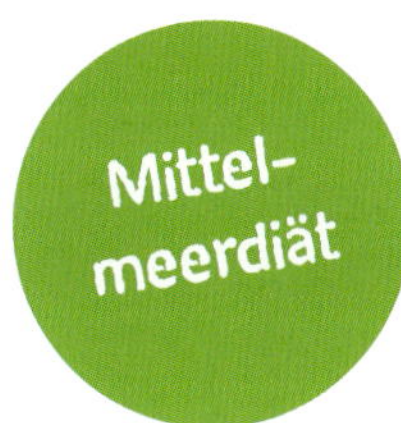

Grüne-Bohnen-Salat mit Thunfisch

Der berühmte Salade Niçoise stammt aus der südfranzösischen Stadt Nizza. Hauptbestandteile des Salats sind neben grünen Bohnen und Thunfisch Oliven und Olivenöl.

Zutaten

Für 2 Portionen

- 2 Eier
- 200 g grüne Bohnen
- Salz
- 1 große Fleischtomate
- ½ kleine Salatgurke
- 50 g schwarze Oliven
- 4 Romanasalatblätter
- 1 Knoblauchzehe
- 2 Sardellenfilets
- ½ TL Dijon- oder mittelscharfer Senf
- 3 EL Olivenöl
- 1 EL Rotweinessig
- schwarzer Pfeffer, frisch gemahlen
- 2 Scheiben Thunfischfilet, à ca. 100 g, frisch oder TK
- Saft von ¼ Zitrone

Zubereitungszeit

25 Minuten

Zubereitung

1. Die Eier in etwa 10 Minuten hart kochen. Inzwischen die Bohnen putzen und in kochendem Salzwasser in 1 bis 2 Minuten bissfest garen. Abgießen, mit kaltem Wasser abschrecken und abtropfen lassen. Die Eier kalt abschrecken, pellen und in Viertel schneiden.

2. Tomate waschen, entkernen und klein würfeln. Gurke schälen, längs halbieren, entkernen und in Streifen schneiden. Oliven entsteinen und halbieren. Die Salatblätter waschen, trocken schütteln und in Streifen schneiden.

3. Für das Dressing Knoblauch abziehen und durch die Presse drücken. Sardellenfilets kalt abspülen, mit Küchenkrepp trocken tupfen und fein hacken. Knoblauch, Sardellen, Senf, 2 Esslöffel Olivenöl und Essig verrühren.

4. Alle vorbereiteten Zutaten in einer Schüssel mit dem Dressing vermengen. Mit Salz abschmecken und kräftig pfeffern.

5. Thunfischscheiben mit Salz und Pfeffer würzen und im restlichen Olivenöl auf jeder Seite 1 bis 2 Minuten braten. Mit Zitronensaft beträufeln, mit einer Gabel zerpflücken und auf dem Salat anrichten.

Pro Person: 608 kcal, 37 g Eiweiß, 44 g Fett, 13 g Kohlenhydrate, 6 g Ballaststoffe

Tipp

Schwarze Oliven sind reife Oliven und haben durch den Ölgehalt doppelt so viele Kalorien wie grüne Oliven.

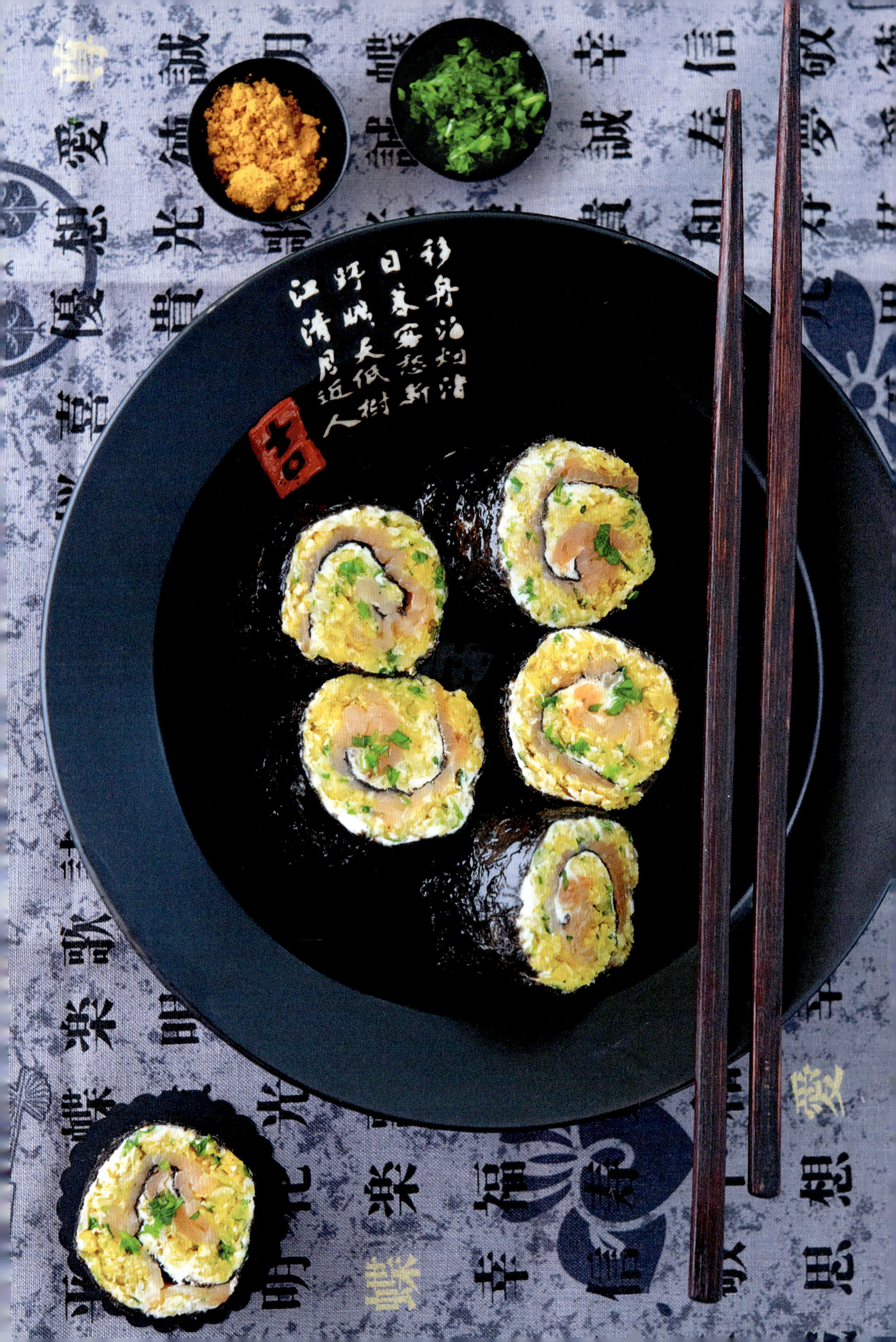

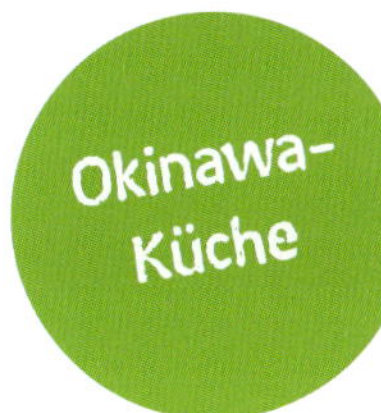

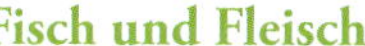

Noriröllchen mit Lachs und Sauerkraut

Algen bestehen zu über 90 Prozent aus Wasser, der Rest sind Eiweiß und Kohlenhydrate sowie weniger als ein Prozent Fett und Jod. Außerdem verfügen sie über einen hohen Anteil an Vitaminen und Mineralstoffen – Essen für ein gesundes Leben! Zur Zubereitung dieses Gerichts brauchen Sie eine Bambusmatte zum Rollen.

Zutaten

Für 2 Portionen

- 250 g rohes Sauerkraut
- ½ kleines Bund Petersilie
- 50 g Dinkelflocken
- schwarzer Pfeffer, frisch gemahlen
- Currypulver
- 2 Noriblätter
- 2 EL Sahnemeerrettich
- 100 g dünne Räucherlachsscheiben

Zubereitungszeit

30 Minuten

Zubereitung

1. Das Sauerkraut fest ausdrücken, etwas hacken und zwischen Küchenkreppblättern nochmals Feuchtigkeit auspressen. Petersilie waschen und trocken schütteln. Die Blätter abzupfen und fein hacken. Sauerkraut mit Dinkelflocken sowie Petersilie vermengen und mit Pfeffer sowie Currypulver würzen.

2. Die Bambusmatte mit Klarsichtfolie belegen. 1 Noriblatt darauflegen und mit Sahnemeerrettich bestreichen. Die Hälfte der Sauerkrautmischung darauf verteilen.

3. Den Räucherlachs in dünne Streifen schneiden und die Hälfte davon auf die Sauerkrautmischung geben. Das belegte Noriblatt mithilfe der Bambusmatte fest aufrollen und die Blattenden mit angefeuchteten Fingern verschließen. Mit dem zweiten Noriblatt ebenso verfahren.

4. Die Sauerkrautrollen in etwa 1½ Zentimeter breite Stücke schneiden und mit der Schnittfläche nach oben auf Tellern anrichten.

Pro Person: 240 kcal, 17 g Eiweiß, 8 g Fett, 19 g Kohlenhydrate, 7 g Ballaststoffe

Tipp

Dazu schmeckt zum Dippen Joghurt mit gehackter Petersilie und Ahornsirup vermischt.

Sardische Kost

Ofenlamm mit Rosmarinkartoffeln

Speziell in der Diätküche oder für Allergiker wird Lammfleisch gern empfohlen, denn die Tiere werden nach wie vor artgerecht gehalten. Auf Sardinien sind Schafe und Ziegen von jeher frei in der Natur unterwegs und fressen, was das Land an Gras und Kräutern hergibt. Lammfleisch ist reich an Eiweiß, arm an Fett und bietet viele B-Vitamine, allen voran Vitamin B12.

Zutaten

Für 4 Portionen

- 1 Lammkeule ohne Knochen, ca. 1 kg
- 4 Knoblauchzehen
- Salz
- schwarzer Pfeffer, frisch gemahlen
- 5 EL Olivenöl
- 800 g Kartoffeln
- 1 Zweig Rosmarin

Zubereitungszeit

2 Stunden

Zubereitung

1. Den Backofen auf 200 °C (Umluft 180 °C) vorheizen. Die Lammkeule wegen eventueller Knochensplitter unter fließendem kaltem Wasser gründlich abspülen und mit Küchenkrepp trocken tupfen.

2. Knoblauch abziehen und längs in Stifte schneiden. Das Lammfleisch mit einem spitzen Messer rundum einritzen und die Knoblauchstifte hineinstecken. Das Fleisch mit Salz und Pfeffer würzen.

3. In einem Bräter 3 Esslöffel Olivenöl erhitzen und die Lammkeule von allen Seiten kräftig darin anbraten. Den Bräter mit Alufolie bedecken und das Lamm gut 1½ Stunden im Ofen garen. Dabei das Fleisch 2- bis 3-mal wenden.

4. Kartoffeln waschen, schälen, längs vierteln, mit dem restlichen Olivenöl vermischen und mit Salz sowie Pfeffer würzen. Rosmarin waschen und trocken schütteln. Die Nadeln von den Zweigen streifen und zu den Kartoffeln geben. Den Bräter nach etwa 1 Stunde aus dem Ofen nehmen und die Kartoffeln um das Fleisch herum verteilen.

5. In den letzten 30 Garminuten die Alufolie entfernen, damit Kartoffeln und Fleisch gut bräunen. Das gegarte Fleisch vor dem Anschneiden mindestens 10 Minuten ruhen lassen, damit sich der Fleischsaft verteilen kann.

Pro Person: 618 kcal, 56 g Eiweiß, 30 g Fett, 30 g Kohlenhydrate, 2 g Ballaststoffe

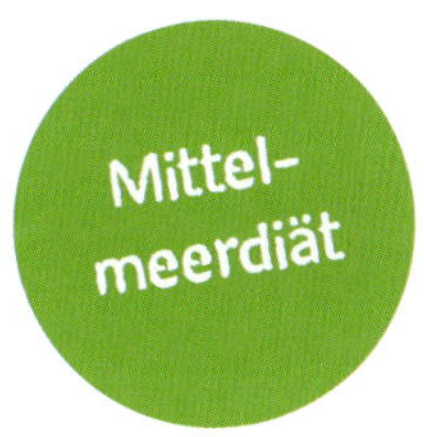

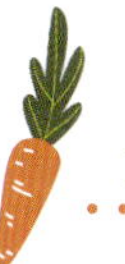

Putenschnitzel mit Thunfischsauce

Frischer Thunfisch ist natürlich vorzuziehen, verwenden Sie jedoch den aus der Dose, sollten Sie darauf achten, dass der Fisch nicht in Öl eingelegt ist. Denn zum einen erhöht dies den Kalorienanteil drastisch, und zum anderen sind in Thunfisch im eigenen Saft mehr vitaminreiche Nährstoffe und Omega-3-Fettsäuren enthalten.

Zutaten

Für 2 Portionen

- 6 kleine, dünne Putenschnitzel, ca. 300 g
- Salz
- schwarzer Pfeffer, frisch gemahlen
- 2 Frühlingszwiebeln
- 1 kleine Dose Thunfisch, Abtropfgewicht 180 g
- 1 EL Kapern mit 2 EL Einlegewasser
- Saft von ½ Zitrone
- 100 g saure Sahne
- 3 EL Olivenöl
- 1 kräftige Prise getrockneter Oregano
- 1 EL gehackte Petersilie

Zubereitungszeit

30 Minuten

Zubereitung

1. Die Putenschnitzel mit Salz und Pfeffer würzen. Frühlingszwiebeln waschen, putzen und in kleine Würfel schneiden. Den Thunfisch in einem Sieb abtropfen lassen und mit Kapern, Einlegewasser, Zitronensaft, saurer Sahne und ½ Esslöffel Olivenöl mit einem Stabmixer fein pürieren. Mit Salz, Pfeffer und Oregano würzen.

2. Das restliche Olivenöl in einer großen Pfanne erhitzen und die Putenschnitzel auf jeder Seite 2 Minuten darin braten. Herausnehmen und auf Tellern anrichten. Löffelweise mit der Thunfischsauce überziehen und mit Frühlingszwiebeln sowie Petersilie bestreuen.

Pro Person: 524 kcal, 57 g Eiweiß, 31 g Fett, 3 g Kohlenhydrate, 1 g Ballaststoffe

Tipp

Dazu gemischte Oliven und Knoblauchbrot aus dem Backofen genießen. Beim Kauf von Oliven aufpassen, denn schwarze Oliven können manchmal nur grüne Oliven sein, die geschwärzt worden sind.

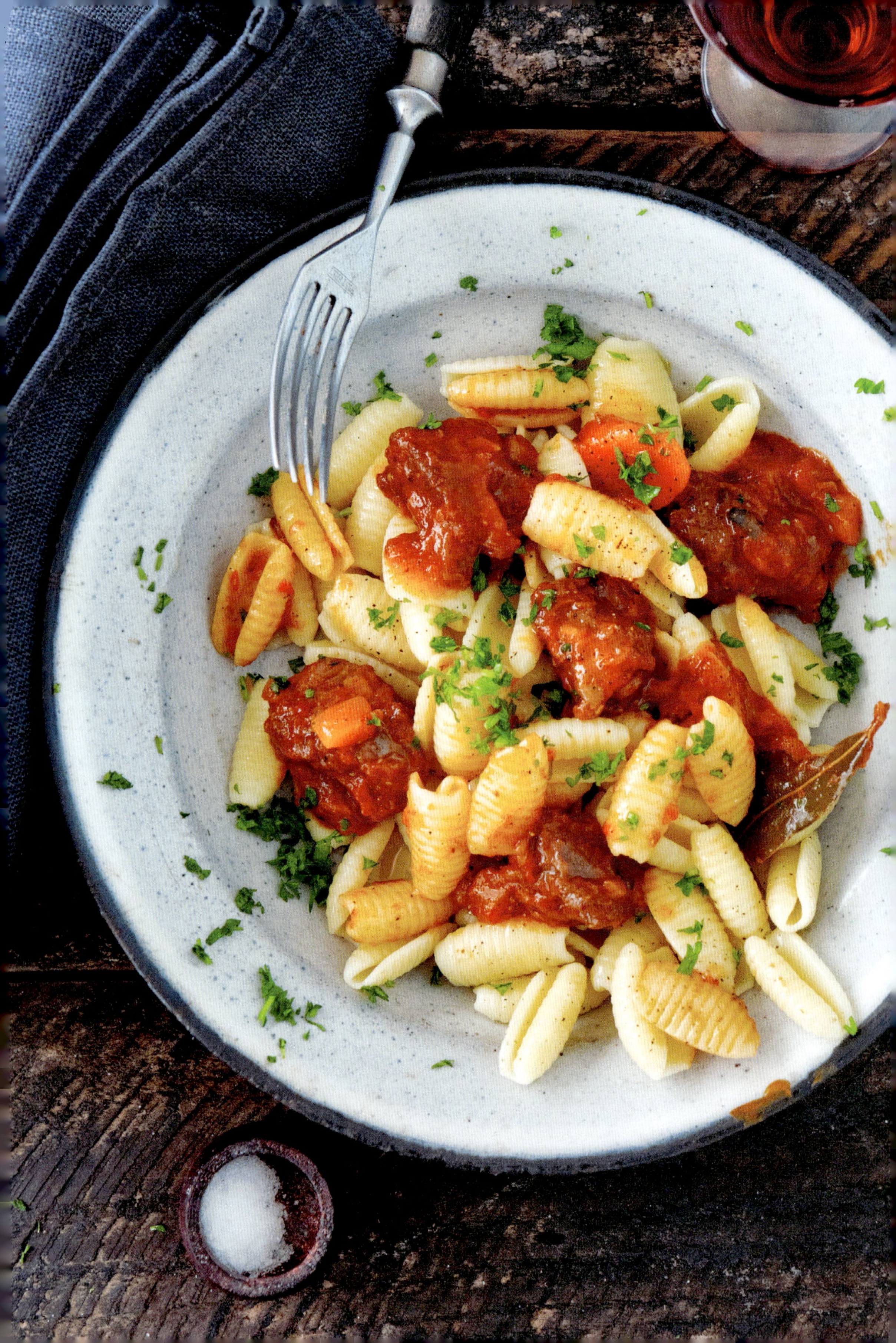

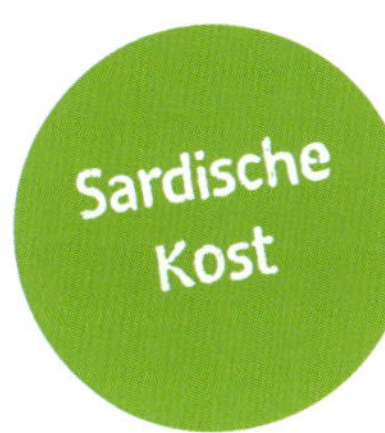

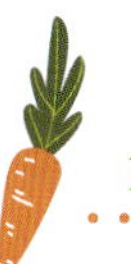

Wildschweingulasch

Das herzhafte Wildgericht wird mit geriebenem Schafskäse, Pecorino Sardo, gekrönt. Dieser Käse wird aus reiner Schafsmilch hergestellt – laut sardischem Tourismusbüro leben auf Sardinien mehr Schafe als Menschen. Die Zutaten sind für 4 Portionen berechnet, damit sich Strom- und Zeitaufwand auch lohnen. Aber keine Sorge: Häufig schmeckt ein aufgewärmtes Gulasch sogar noch besser!

Zutaten

Für 4 Portionen

- 600 g Wildschweinfleisch aus der Keule
- Salz
- schwarzer Pfeffer, frisch gemahlen
- ½ Bund Suppengemüse (Lauch, Sellerie, Karotte, Petersilie)
- 1 Zwiebel
- 2 Knoblauchzehen
- 2 EL Olivenöl
- 100 ml Rotwein
- 800 g stückige Tomaten aus der Dose
- 2 Lorbeerblätter

Zubereitungszeit

2 Stunden

Zubereitung

1. Das Fleisch in gleichmäßig kleine Stücke schneiden und mit Salz sowie Pfeffer würzen. Suppengemüse waschen und putzen, Zwiebel und Knoblauch abziehen. Alles in kleine Würfel schneiden, die Petersilie fein hacken.

2. Das Olivenöl in einem breiten Topf erhitzen und das Gemüse unter Rühren einige Minuten darin andünsten. Das Fleisch dazugeben und 5 Minuten mitbraten. Mit Rotwein ablöschen und die Tomaten mitsamt Saft unterrühren. Die Lorbeerblätter hinzufügen.

3. Alles einmal aufkochen lassen, anschließend die Hitze reduzieren und das Gulasch zugedeckt etwa 1½ Stunden schmoren lassen. Dabei immer wieder umrühren und bei Bedarf etwas Wein, Wasser oder Brühe nachgießen.

Pro Person: 381 kcal, 32 g Eiweiß, 22 g Fett, 8 g Kohlenhydrate, 4 g Ballaststoffe

Tipp

Dazu genießt man auf Sardinien die sardischen Hartweizennudeln Malloreddus. Durch die Rillen der gnocchiähnlichen Nudeln nehmen diese die Sauce deutlich besser auf als glatte Nudeln.
Und auch hier darf natürlich der sardische Rotwein Cannonau nicht fehlen, der auch zum Ablöschen des Gulaschs verwendet werden kann.

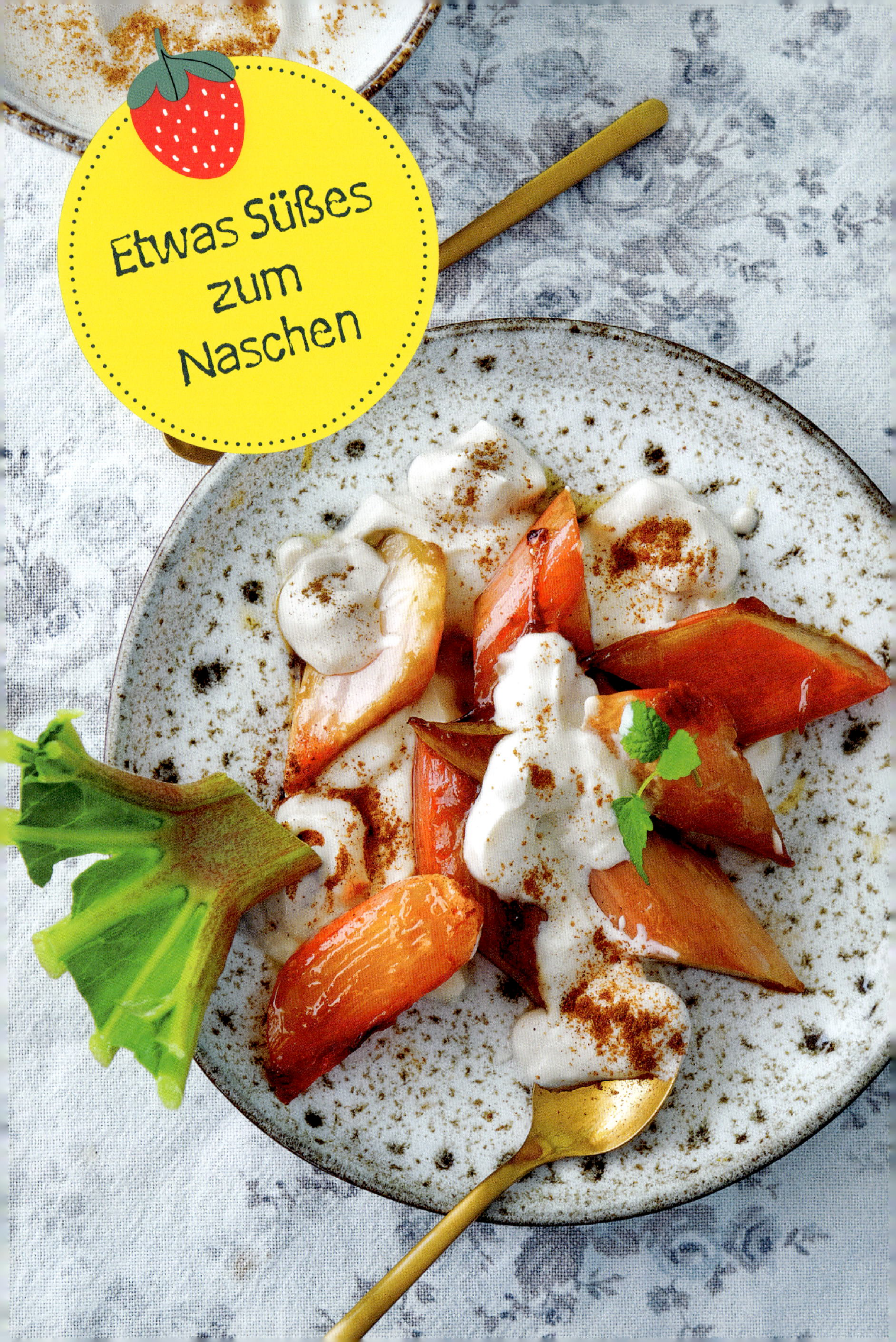
Etwas Süßes
zum
Naschen

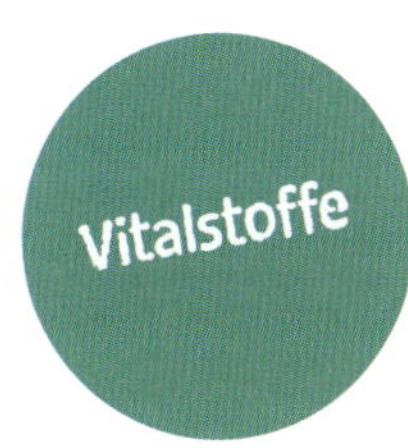

Gerösteter Ofenrhabarber mit Zimt-Sojajoghurt

Der durch die Apfel- und Zitronensäure fruchtig-herb schmeckende Rhabarber ist kalorienarm und punktet zudem mit zahlreichen Mineralstoffen wie Eisen, Phosphor und Kalium. Der vegane und glutenfreie Nachtisch wirkt beruhigend und entschleunigend.

Zutaten

Für 2 Portionen

- 1 große Stange Rhabarber
- 1 EL vegane Margarine (siehe Tipp)
- 1 TL Zucker oder Ahornsirup
- 100 g Sojajoghurt
- 1 EL Orangensaft, frisch gepresst
- 1 Prise Zimtpulver

Zubereitungszeit

30 Minuten

Zubereitung

1. Den Backofen auf 200 °C (Umluft 180 °C) vorheizen. Rhabarber putzen, schälen, waschen und quer in 3 bis 4 Zentimeter lange Stücke schneiden. Die Margarine in einer ofenfesten Pfanne erhitzen. Rhabarberstücke hineingeben, mit Zucker bestreuen oder mit Ahornsirup beträufeln und etwa 2 Minuten in der Margarine schwenken.

2. Die Pfanne in den Ofen stellen und den Rhabarber gut 10 Minuten rösten. In der Zwischenzeit Sojajoghurt mit Orangensaft und Zimt verrühren. Den noch warmen Rhabarber auf Teller verteilen und mit Zimt-Sojajoghurt genießen.

Pro Person: 128 kcal, 4 g Eiweiß, 10 g Fett, 53 g Kohlenhydrate, 3 g Ballaststoffe

Tipp

Empfehlenswert ist Alsan-Bio-Margarine, denn diese enthält keine Transfette.

Varianten

Statt Zimt das Mark von 1 frischen Vanilleschote verwenden – oder beides zusammen. Die warmen Rhabarberstücke mit frischen Früchten wie Himbeeren und Erdbeeren garnieren und mit gehackten Nüssen bestreuen.

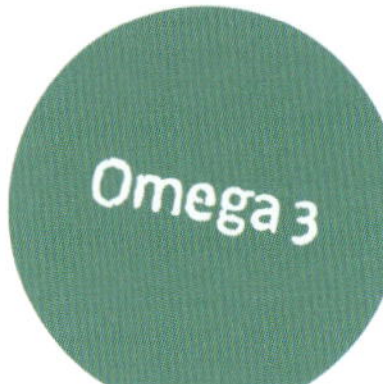

Gemischter Nussaufstrich

Kakao enthält neben Ballaststoffen auch Zink, Kupfer und Chrom, sehr viel Vitamin C und E sowie Kalzium, das für starke Knochen wichtig ist und vor altersbedingten Knochenbrüchen schützt.

Zutaten

Für 1 Schraubglas (250 ml)

- 200 g gemischte, naturbelassene Nüsse ohne Schale, z. B. Walnüsse, Haselnüsse, Cashewkerne, Mandeln
- 2 EL Kokosöl
- 1 EL Kokosblütenzucker
- 2 EL rohes Kakaopulver
- 1 Prise Zimtpulver

Zubereitungszeit

10 Minuten

Zubereitung

1. Alle Zutaten in den Hochleistungsmixer geben, langsam starten und dann bei höherer Geschwindigkeit fein pürieren.

2. Den gemischten Nussaufstrich in ein Schraubglas füllen und im Kühlschrank aufbewahren.

Insgesamt (1 Schraubglas): 1638 kcal, 67 g Eiweiß, 132 g Fett, 20 g Kohlenhydrate, 31 g Ballaststoffe
Pro Portion (15 g): 89 kcal, 4 g Eiweiß, 8 g Fett, 2 g Kohlenhydrate, 2 g Ballaststoffe

Tipp

Kokosöl, das weiße, cremige Kokosfett, wird erst bei über 24 °C flüssig. Es wird aus getrocknetem Kokosfruchtfleisch, dem Kopra, hergestellt, ist geschmacklich aber relativ neutral und stellt eine gute Alternative zu tierischem Öl dar.

Varianten

Ganz nach Belieben können auch nur eine Nusssorte und statt Kokosöl einfaches Pflanzenöl verwendet werden. Den Kokosblütenzucker können Sie auch durch Agavendicksaft oder Honig ersetzen.

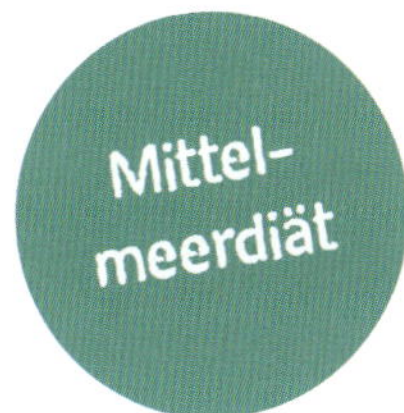

Joghurt mit Nüssen und Honig

Griechischer Joghurt enthält mehr Milch als herkömmlicher Joghurt, da bei der Herstellung die Molke gezielt länger abtropft. Dadurch wird der Joghurt cremiger und hat mehr Eiweiß zu bieten. Allerdings ist auch sein Fettgehalt höher, was wohl seine Beliebtheit erklärt, denn Fett ist ein Geschmacksträger.

Zutaten

Für 2 Portionen

- je 25 g gehackte Wal- und Haselnüsse
- 300 g griechischer Joghurt
- fein abgeriebene Schale und Saft von ¼ Bio-Zitrone
- 1 EL Honig

Zubereitungszeit

5 Minuten

Zubereitung

1. Die Nüsse in einer beschichteten heißen Pfanne von allen Seiten goldbraun rösten, bis sie duften. Den Joghurt mit der Zitronenschale und dem Zitronensaft verrühren.

2. Joghurt und Nüsse abwechselnd in Portionsschalen schichten und mit Honig beträufeln.

Pro Person: 376 kcal, 9 g Eiweiß, 32 g Fett, 13 g Kohlenhydrate, 2 g Ballaststoffe

Varianten

Je nach Saison regionales Obst wie Äpfel, Birnen, Kirschen, Erdbeeren, Himbeeren oder Blaubeeren dazu reichen. Oder fein gehacktes Trockenobst wie Datteln und Aprikosen untermischen.

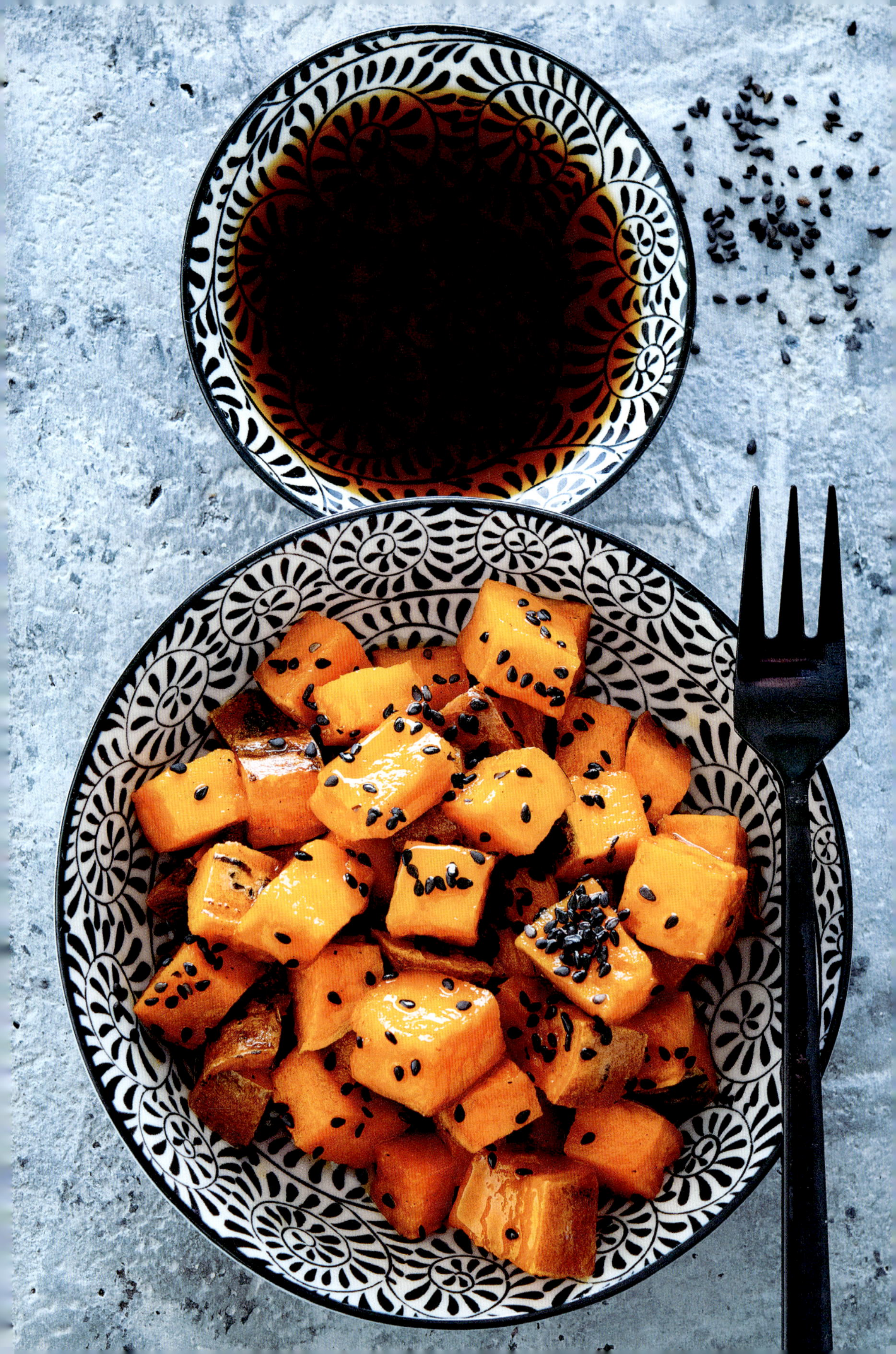

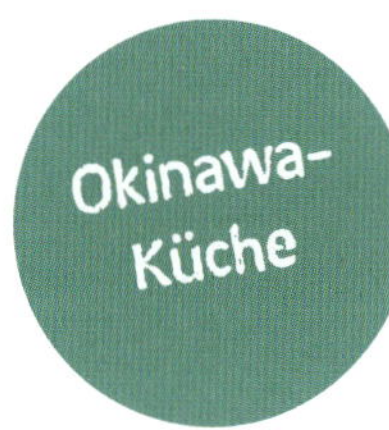

Süßkartoffel aus der Pfanne

In Japan nennt man diese süße Zubereitung der gerösteten Süßkartoffel Daigaku Imo. Die gesunde Leckerei schmeckt heiß und frisch aus der Pfanne ebenso gut wie lauwarm oder gekühlt.

Zutaten

Für 2 Portionen

- 1 Süßkartoffel, ca. 400 g
- 1 TL schwarze Sesamsamen
- 1 EL Pflanzenöl, z. B. Rapsöl, Sonnenblumenöl, Erdnussöl
- 1 EL brauner Rohrzucker
- 2–3 Spritzer Sojasauce

Zubereitungszeit

30 Minuten

Zubereitung

1. Die Süßkartoffel unter fließendem kaltem Wasser fest abbürsten und anschließend mit der Schale in kleine, gleichmäßige Stücke schneiden. In eine Schüssel geben, mit kaltem Wasser bedecken und etwa 20 Minuten ziehen lassen.

2. In der Zwischenzeit in einer heißen beschichteten Pfanne die Sesamsamen ohne Fett kurz rösten, bis sie duften. Auf einen Teller geben.

3. Die tropfnassen Süßkartoffelstücke in die Pfanne geben, Pflanzenöl und Zucker unterrühren und alles gut vermengen. Zugedeckt bei mittlerer Hitze etwa 20 Minuten garen, dabei immer wieder durchmischen und prüfen, ob die Süßkartoffeln gar sind.

4. Zum Schluss die Sesamsamen untermischen und alles mit etwas Sojasauce würzen.

Pro Person: 323 kcal, 4 g Eiweiß, 8 g Fett, 56 g Kohlenhydrate, 7 g Ballaststoffe

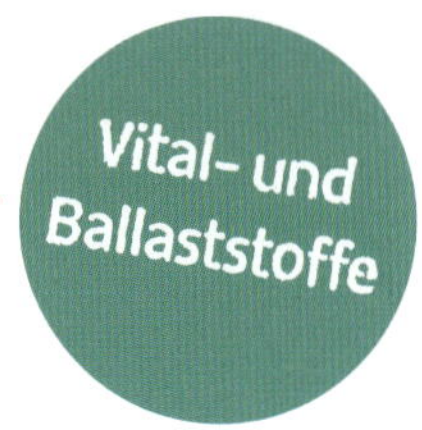

Schokomus mit Früchten

Die Liste der gesundheitsfördernden Nährstoffe der Kakaobohne ist lang – so besitzt sie beispielsweise den höchsten Magnesium- und Eisengehalt aller Pflanzen. Deshalb ist es wichtig, Schokolade mit einem hohen Kakaoanteil und wenig Zucker zu kaufen.

Zutaten

Für 2 Portionen

- 100 g dunkle Schokolade mit 80 % Kakaoanteil
- 100 g Sojasahne
- 100 g süße Erdbeeren
- 2 saftige Aprikosen
- 1 EL gehackte Zitronenmelisse

Zubereitungszeit

10 Minuten
plus 2 Stunden Kühlzeit

Zubereitung

1. Die Schokolade in Stücke brechen und in einem Topf über dem heißen Wasserbad unter Rühren langsam schmelzen. Die Sojasahne steif schlagen und unter die geschmolzene Schokolade heben. Das Schokomus 2 Stunden im Kühlschrank fest werden lassen.

2. Erdbeeren und Aprikosen waschen. Erdbeeren putzen, Aprikosen entsteinen. Beides klein würfeln.

3. Schokomus und Früchte abwechselnd in Dessertgläser schichten und mit gehackter Zitronenmelisse garnieren.

Pro Person: 402 kcal, 9 g Eiweiß, 23 g Fett, 33 g Kohlenhydrate, 9 g Ballaststoffe

Variante

Je nach Saison auch andere Früchte wie beispielsweise Pflaumen, Äpfel oder Stachelbeeren verwenden.

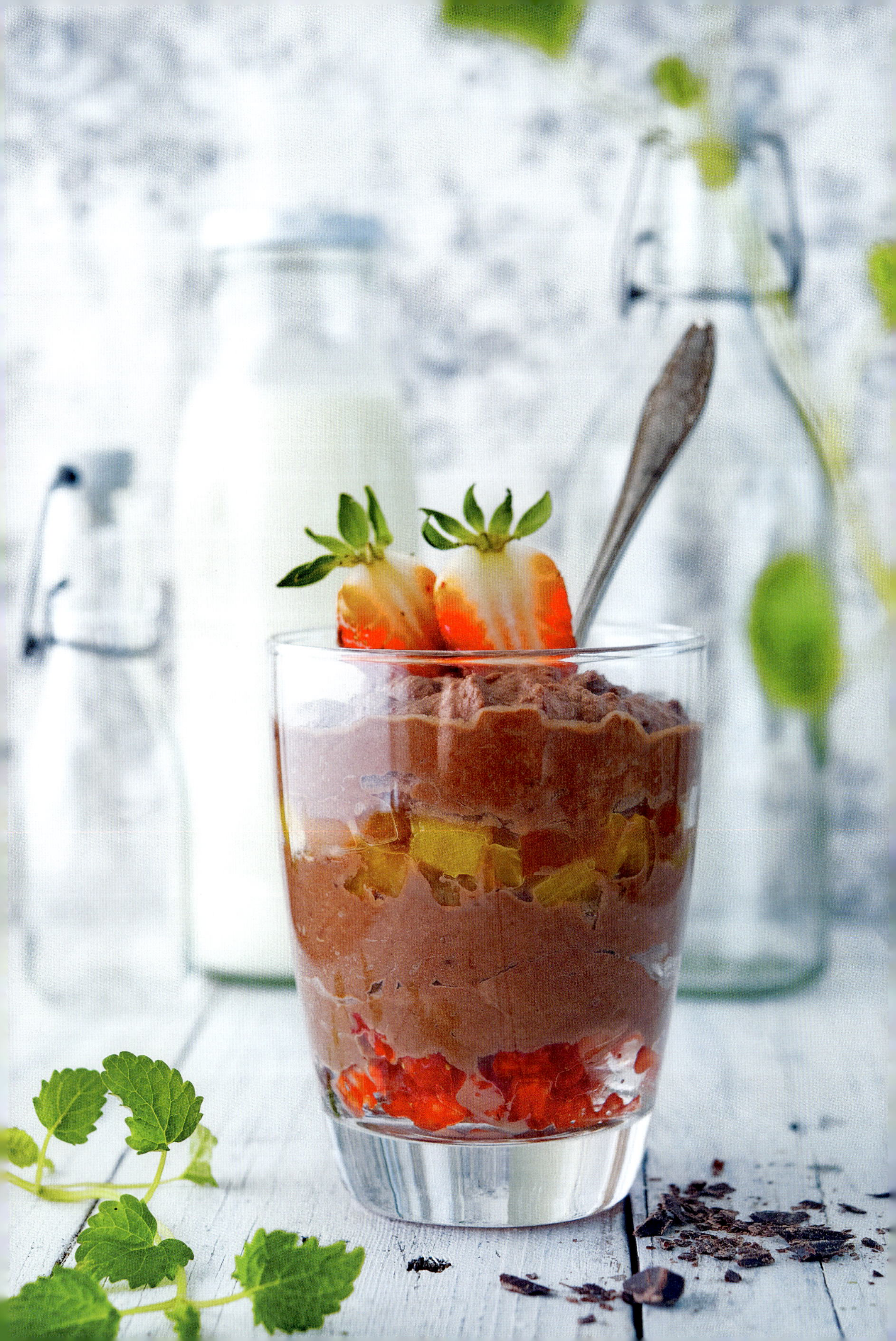

Sachregister

Rezeptregister

Impressum

1. Auflage 2021

Hinweis
Die Ratschläge/Informationen in diesem Buch sind von Autoren und Verlag sorgfältig erwogen und geprüft, dennoch kann eine Garantie nicht übernommen werden. Eine Haftung der Autoren bzw. des Verlags und seiner Beauftragten für Personen-, Sach- und Vermögensschäden ist ausgeschlossen.

Projektleitung: Sarah Gast
Bildredaktion: Sabine Kestler
Foodfotografie, Foodstyling & Styling: Udo Einenkel
Illustrationen: Shutterstock: Cover/Gemüse, 4ff. Rübe, 7, 65, 67ff. Apfel, 87ff. Tomate, 121ff. Karotte, 148ff. Erdbeere (catandchild), Cover/Topf (Moloko88), 10 (Fancy Tapis), 35 (Double Brain)
Lektorat: Dr. Ulrike Kretschmer, München
Korrektorat: Barbara Kohl, Fürth
Umschlaggestaltung und Innenlayout: Veruschkamia, Vera Schlachter, München, www.veruschkamia.de
Herstellung: Elke Cramer
Satz: Dr. Alex Klubertanz, Haßfurt, www.semiserif.de
Reproduktion: Mohn Media Mohndruck GmbH, Gütersloh
Druck und Bindung: Alcione, Lavis (Trento)

Printed in Italy

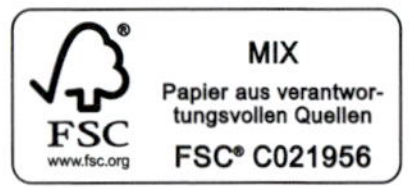

Penguin Random House Verlagsgruppe FSC® N001967

ISBN 978-3-517-09984-2
www.suedwest-verlag.de